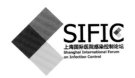

SIFIC

医院感染预防与控制
操作图解

主　编　胡必杰　刘荣辉　刘　滨　江佳佳

副主编　范珊红　唐红萍　卢　珊　高晓东

上海科学技术出版社

图书在版编目（CIP）数据

SIFIC医院感染预防与控制操作图解/胡必杰等主编.
—上海：上海科学技术出版社，2015.6（2024.3重印）
ISBN 978-7-5478-2651-5

Ⅰ.①S… Ⅱ.①胡… Ⅲ.①医院-感染-预防（卫
生）-图解②医院-感染-控制-图解 Ⅳ.
①R197.323-64

中国版本图书馆CIP数据核字（2015）第102700号

- -

SIFIC医院感染预防与控制操作图解

主编　胡必杰　　刘荣辉　　刘　滨　　江佳佳

- -

上海世纪出版股份有限公司
上 海 科 学 技 术 出 版 社　出版、发行
（上海市闵行区号景路159弄A座9F—10F）
邮政编码201101　www.sstp.cn
上海中华商务联合印刷有限公司印刷
开本 889×1194　1/16　印张16.75
字数 400千字
2015年6月第1版　2024年3月第17次印刷
ISBN 978-7-5478-2651-5/R·912
定价：98.00元

内 容 提 要

本书由国内数十家医院感染预防与控制的专家和工作者，以国内外相关法规、规范、指南为依据，与中国国情和工作实践相结合，几经讨论，数易其稿，最终编写而成。本书旨在指导医院感染管理专业人员和医务人员快速方便地掌握当前我国医院感染预防与控制工作过程中的关键控制点和要求。

《SIFIC医院感染预防与控制操作图解》提供了大量关于重点部门、重点人群、重点环节在医院感染预防与控制方面的标准操作规程，采用图解的形式，便于读者迅速掌握相关操作中的关键点和重点要求，提高医院感染预防与控制工作效率。

本书不仅可供我国各级、各类医疗机构中医院感染管理专职人员参考使用，而且是各临床科室医护人员，尤其是感染控制的重点科室（如消毒供应中心、手术室、检验科、血液透析室、内镜室、药剂科、后勤保障和保洁部门等）工作人员的必备用书。

编写者名单

主　编　胡必杰　刘荣辉　刘　滨　江佳佳

副主编　范珊红　唐红萍　卢　珊　高晓东

编　委（按姓氏音序排列）

　　　　　陈志锦　邓红艳　范珊红　冯忠军　高晓东　胡必杰　江佳佳
　　　　　雷小航　刘　滨　刘荣辉　卢　珊　倪晓平　乔　甫　覃金爱
　　　　　施红梅　唐红萍　王　鹏　王定媚　朱宸乐

特邀编委（按姓氏音序排列）

　　　　　陈佰义　中国医科大学附属第一医院
　　　　　邓　敏　华中科技大学同济医学院附属协和医院
　　　　　杜龙敏　银川市第一人民医院
　　　　　侯铁英　广东省人民医院
　　　　　胡国庆　浙江省疾病预防控制中心
　　　　　李卫光　山东省立医院
　　　　　刘　旭　哈尔滨医科大学附属第二医院
　　　　　刘卫平　内蒙古自治区人民医院
　　　　　刘运喜　中国人民解放军总医院
　　　　　陆　群　浙江大学医学院附属第二医院

马红秋　安徽医科大学第一附属医院

索　瑶　西安交通大学第二附属医院

武迎宏　北京大学人民医院

熊　薇　华中科技大学同济医学院附属同济医院

杨　怀　贵州省人民医院

杨　环　新疆维吾尔自治区人民医院

杨　芸　山西大医院

张浩军　甘肃省人民医院

张卫红　江苏省人民医院

钟秀玲　北京煤炭总医院

宗志勇　四川大学华西医院

作　者（按姓氏音序排列）

陈冰冰　杭州市疾病预防控制中心

陈大华　石家庄市第一医院

陈修文　江西省儿童医院

陈志锦　广东医学院附属厚街医院

邓红艳　三峡大学第一临床医学院（宜昌市中心人民医院）

董宏亮　西安市第九医院

董艳萍　三峡大学第一临床医学院（宜昌市中心人民医院）

杜迎春　贵州省黔南州人民医院

范珊红　第四军医大学第二附属医院（唐都医院）

冯忠军　河北省医科大学第三医院

傅建国　厦门大学附属中山医院

高晓东　复旦大学附属中山医院

顾　兵　徐州医学院附属医院

郝春霞　山西医科大学第一医院

胡必杰　复旦大学附属中山医院

黄晓琴　安徽省安庆市立医院

黄新玲　新疆石河子大学医学院第一附属医院

江佳佳　张家港澳洋医院

江云兰　安徽省安庆市第一人民医院

雷小航　西安市第一医院

李方芳　三峡大学第一临床医学院（宜昌市中心人民医院）

李兰兰　广西医科大学第一附属医院

刘　滨　广西柳州市工人医院

刘静兰　三峡大学第一临床医学院（宜昌市中心人民医院）

刘荣辉　三峡大学第一临床医学院（宜昌市中心人民医院）

柳　青　三峡大学第一临床医学院（宜昌市中心人民医院）

卢　锋　贵州省黔西南州人民医院

卢　珊　河南省开封市第二人民医院

吕玉芳　河南省开封市第二人民医院

慕彩妮　第四军医大学第二附属医院（唐都医院）

倪晓平　杭州市疾病预防控制中心

潘颖颖　新疆生产建设兵团总医院

乔　甫　四川大学华西医院

覃金爱　广西医科大学第一附属医院

任淑华　杭州市第一人民医院

邵其君　新疆生产建设兵团总医院

施红梅　江苏省南通大学附属医院分院

施健美　江苏省南通市老年康复医院

孙庆芬　内蒙古赤峰学院附属医院

孙淑梅　山东省潍坊市市立医院

唐　琳　内蒙古赤峰学院附属医院

唐红萍　江苏省启东市人民医院

田书梅　三峡大学第一临床医学院（宜昌市中心人民医院）

王　超　江西省南昌市第二医院

王　菲　西安交通大学口腔医院

王　晶　三峡大学第一临床医学院（宜昌市中心人民医院）

王　莉　武汉大学人民医院

王　鹏　新疆医科大学第一附属医院

王　悦　河北医科大学第二医院

王定娟　贵州省黔西南州人民医院

王华英　贵州省黔南州人民医院

韦巧灵　广西医科大学第一附属医院

向清华　三峡大学第一临床医学院（宜昌市中心人民医院）

谢承峰　江西省儿童医院

谢多双　湖北省十堰市太和医院

徐　虹　杭州市疾病预防控制中心

徐光琴　贵州省黔南州人民医院

许　文　第四军医大学第二附属医院（唐都医院）

牙晶晶　广西医科大学第一附属医院

杨　乐　南京医科大学附属常州第二人民医院

易和平　三峡大学第一临床医学院（宜昌市中心人民医院）

殷　娅　河南省开封市第二人民医院

于国平　广州复大肿瘤医院

曾　滔　湖北省宜昌市卫生计生综合监督执法局

张　蓉　贵州省黔南州人民医院

张立国　承德医学院附属医院

张丽娜　西安航天总医院

张淑敏　新疆生产建设兵团总医院

张小明　三峡大学第一临床医学院（宜昌市中心人民医院）

赵　岚　杭州市红十字会医院

赵丽霞　南京医科大学附属常州第二人民医院

朱　熠　新疆生产建设兵团总医院

朱宸乐　张家港澳洋医院

邹新春　云南省口腔医院

前　　言

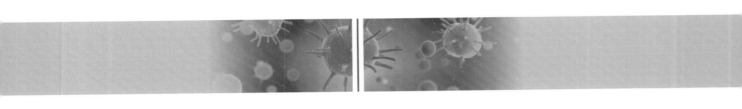

　　我国医院感染预防与控制（感控）工作起步近30年来，取得了显著的成绩，新的循证感控理念紧跟国际潮流，不少医院也已经将符合我国国情的循证感控理念转化成为实践行为。但仍然有不少医院，尤其是基层医疗机构，在如何落地循证感控理念和实施规范感控实践方面，存在诸多疑惑。常言道，百闻不如一见。为帮助医务人员解决知易行难的问题，我们召集国内医院感染及其相关领域的专家学者撰写本书。

　　图解医院感染预防与控制，是一项开拓性工作，更是一项工程浩大的挑战。但振臂一呼，短短数天，数百个图解项目便被来自我国各个省市、不同领域的同道认领一空，展现了感控人勇于面对挑战的自信和风采。本书共分五章，涵盖基本技术、重点部位、重点人群、重点部门、监测技术等多方面内容，采用图片、图表等图文并茂的形式，进行了直观易懂、实践性强的生动表现。其目的在于将生硬的理论知识与生动的感性认识相互结合，帮助读者加深理解，并运用到我们的实际工作当中，确实提高医院感染预防与控制水平。

　　医院感染学是一门新学科，日新月异，发展迅猛，有许多理念在不断更新，有许多操作流程在不断改进。本书的目的是为读者打开一扇窗，让读者通过这扇窗看见更广阔、精彩的世界。由于编写仓促，书中难免会出现一些没有及时更新的观点或者不准确的描述，恳请读者批评指正。读者可以在SIFIC论坛（上海国际医院感染论坛，http://bbs.icchina.org.cn）相关版块上，发帖提出改进意见、建议，或引导交流讨论。

　　最后，我们要对在本书的理念创新、流程设计、图片采集、文字注解、后期制作等方面做出贡献的每一位朋友，表达最诚挚的谢意！真诚感谢参与本书编写的各位作者和摄影朋友，是你们精益求精、愈挫愈勇的闯劲和韧劲，给编委会信心和勇气，才最终使我们不改初衷，克服困难，化蛹成蝶将本书奉献给广大读者！真诚感谢给予本书指导的各位特邀编委，作为我国以及各省市医院感染预防与控制领域的顶尖专家，是你们博大深厚的专业造诣、高瞻远瞩的国际视野，以及宽广无私的默默支持，才最终使我们满怀勇气将不完美但原汁原味的特色书奉献给读者！真诚感谢上海科学技术出版社的各位编辑老师，是你们一丝不苟、不怕困难的专业态度，才最终使本书如期在中华预防医学会第24次全国医院感染学术年会上与读者见面！

编委会

2015年5月12日

目　　录

第五章　**图表篇**

第一章

基础感控技术

一、标准预防

编写：江佳佳 朱宸乐 摄影：张 培

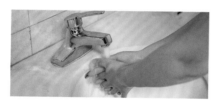
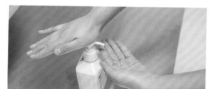

图1 手卫生

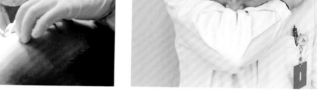

图2 个人防护

图3 呼吸卫生与咳嗽礼仪

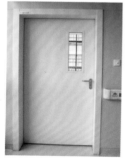

图4 患者安置

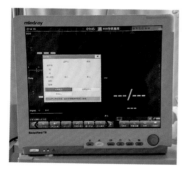

图5 医疗设备与仪器的清洁消毒

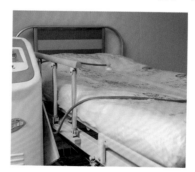

图6 环境的清洁消毒

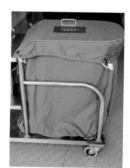

图7 织物的收集

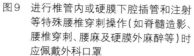

图8 安全注射

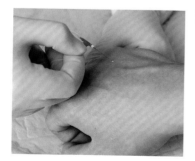

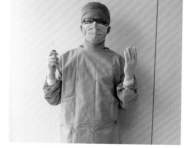

图9 进行椎管内或硬膜下腔插管和注射等特殊腰椎穿刺操作(如脊髓造影、腰椎穿刺、腰麻及硬膜外麻醉等)时应佩戴外科口罩

参 考 文 献

胡必杰,刘荣辉,陈文森.SIFIC医院感染预防与控制临床实践指引(2013年)[M].上海：上海科学技术出版社,2013,1(5)：16-17.

二、手 卫 生

王定媚 王 莉

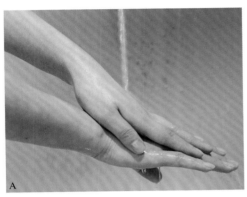 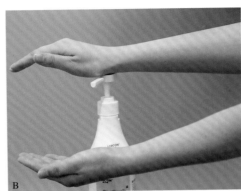

图1 手卫生包括洗手(A)、卫生手消毒(B)、外科手消毒

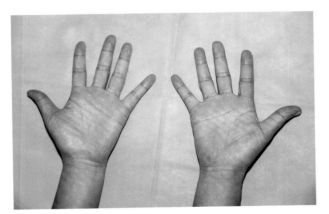

图2 洗手前摘除手部饰物,修剪指甲(长度应不超过指尖)、锉平甲缘,清除指甲下的污垢

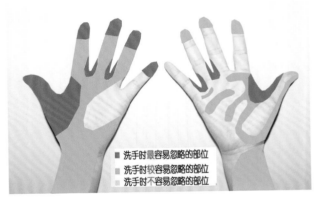

洗手时最容易忽略的部位
洗手时较容易忽略的部位
洗手时不容易忽略的部位

图3 洗手时最容易忽略的部位

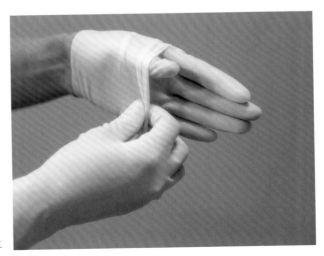

图4 戴手套不能取代手卫生

参 考 文 献

中华人民共和国卫生部.WS/T313-2009医务人员手卫生规范〔S〕.2009.

三、个 人 防 护

韦巧灵

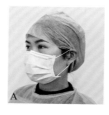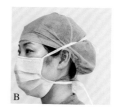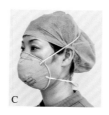

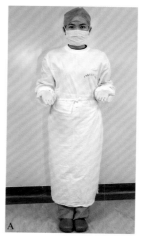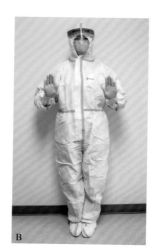

图1 A. 一次性帽子：进入污染区和洁净环境前、进行无菌操作等时使用；普通医用口罩：适用于进行一般诊疗操作时；B. 一次性外科口罩：适用于手术室工作或护理免疫功能低下患者、进行体腔穿刺等操作时；C. N95口罩：适用于接触空气隔离，以及病原体传播途径不明的感染患者的隔离，或进行引发气溶胶的操作时

图2 A. 隔离衣：接触经接触传播的感染性疾病患者如传染病患者，对患者实行保护性隔离时，可能受到患者血液、体液、分泌物、排泄物喷溅时使用。B. 一次性防护服：接触甲类或按甲类传染病管理的传染病患者，接触经空气传播或飞沫传播的传染病患者，可能受到患者血液、体液、分泌物、排泄物喷溅时使用

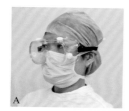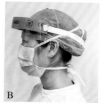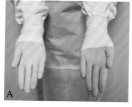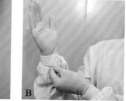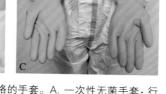

图3 眼罩或护目镜(A)和防护面屏(B)：适用于可能发生患者血液、体液、分泌物等喷溅时；近距离接触经飞沫传播的传染病患者时。防护面屏可替代眼罩或护目镜

图4 应根据不同操作的需要，选择合适种类和规格的手套。A. 一次性无菌手套：行手术等无菌操作、接触患者破损皮肤或黏膜时，应戴无菌手套；B. 清洁手套：接触患者的血液、体液、分泌物、排泄物、呕吐物及污染物品时使用；C. 橡胶手套：适用于处理废物、清洗污染器械等不直接接触患者的操作时

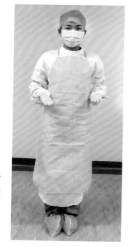

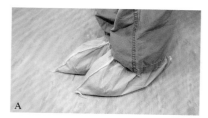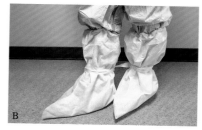

图5 防水围裙：适用于可能受到患者体液、血液、分泌物或其他物质喷溅污染时；进行复用器械清洗时。隔离衣或防护服不防水时，则应在外面加套一件防水围裙

图6 防水鞋套：适用于从潜在污染区进入污染区时和从缓冲间进入负压病室时(A、B)

参 考 文 献

胡必杰，刘荣辉，陈文森.SIFIC医院感染预防与控制临床实践指引（2013年）[M].上海：上海科学技术出版社，2013：6-11.

四、呼吸卫生与咳嗽礼仪

王定媚 王 莉

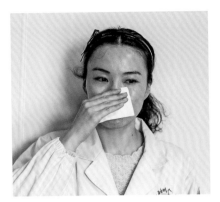

图1 咳嗽或打喷嚏时使用纸巾或手帕遮掩口鼻

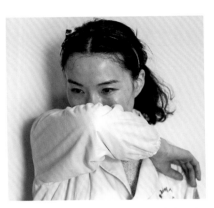

图2 无纸巾或手帕时应用臂弯遮掩口鼻

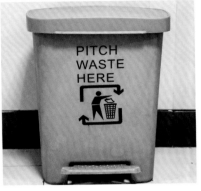

图3 使用后的纸巾应丢进垃圾桶

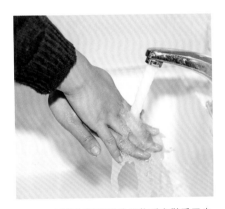

图4 双手接触呼吸道分泌物后应做手卫生

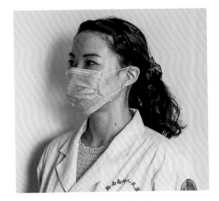

图5 若病情允许,应戴口罩

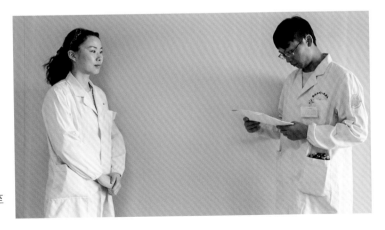

图6 未戴口罩时,尽可能与其他人保持至少1m的距离

参 考 文 献

胡必杰,刘荣辉,陈文森.SIFIC医院感染预防与控制临床实践指引(2013年)[M].上海:上海科学技术出版社,2013.

五、医疗设备仪器的清洁消毒

于国平

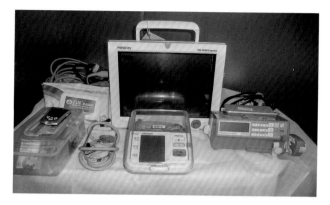

图1 各种仪器设备组图

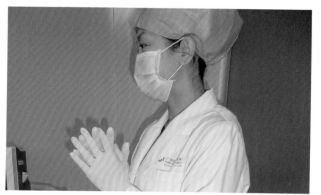

图2 防护装备(帽子、口罩、清洁手套)

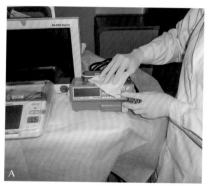

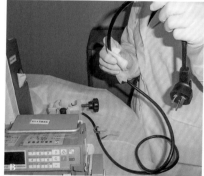

图3 A.拔掉电源线,用清洁毛巾或纸巾擦拭仪器表面、各种按钮、导线;B.选择适宜的消毒剂擦拭消毒导线、控制面板、各种按钮

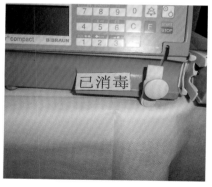

图4 给清洁消毒后的仪器贴上"已消毒"标签;做好清洁消毒记录

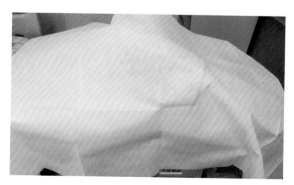

图5 使用清洁布单或一次性中单将清洗完毕的仪器覆盖,备用

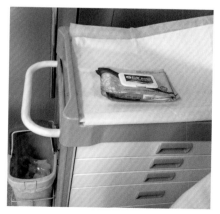

图6 做好清洁消毒记录,将清洗消毒用品整理备用

─── 参 考 文 献 ───

胡必杰,刘荣辉,陈文森.SIFIC医院感染预防与控制临床实践指引(2013年)[M].上海:上海科学技术出版社,2013:13.

六、医疗环境清洁消毒

编写：郝春霞 摄影：潘 玮

（一）清洁人员防护

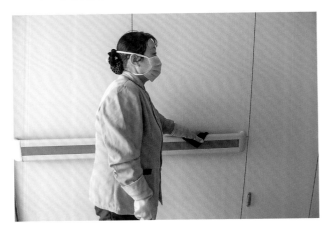

图1 无感染风险的区域着装：工作服、手套

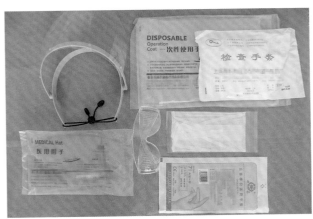

图2 根据暴露风险选择个人防护用品

（二）清洁消毒用品的选择

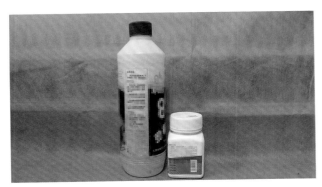

图3 消毒剂选择：① 根据环境感染的危险度和污染的病原体选取不同的消毒剂；② 使用合法、有效的消毒剂；③ 无刺激性气味，作用时间短

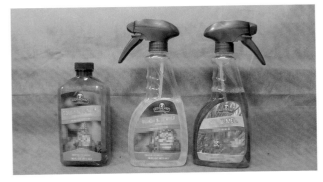

图4 清洁剂选择：盥洗室选用酸性清洁剂，其他环境表面选用中性清洁剂，严重油污的表面选用碱性清洁剂

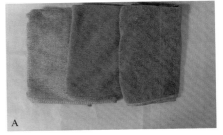

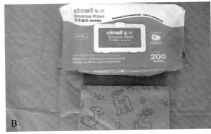

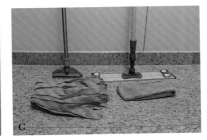

图5 清洁消毒工具选择。A.选用超细纤维材料的抹布和地巾或可拆卸拖布；B.选用一次性使用清洁消毒湿巾；C.各区域的抹布、地巾通过不同颜色来区分

（三）清洁消毒方法

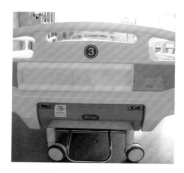

图6 普通患者床单元无可见污染每日常规清洁

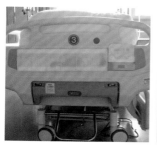

A. 接触隔离

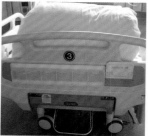

B. 空气隔离

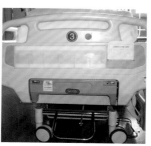

C. 飞沫隔离

图7 感染性疾病患者床单元及所处环境每日清洁并消毒

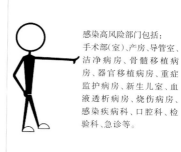

感染高风险部门包括：手术部(室)、产房、导管室、洁净病房、骨髓移植病房、器官移植病房、重症监护病房、新生儿室、血液透析病房、烧伤病房、感染疾病科、口腔科、检验科、急诊等。

图8 感染高风险部门无可见污染每日常规清洁、消毒，非感染高风险部门无可见污染每日常规清洁

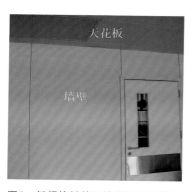

图9 低频接触的环境表面无可见污染定期清洁

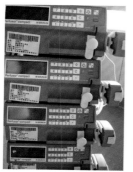
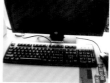
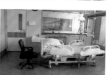

图10 高频接触的环境表面无可见污染清洁消毒频次增加

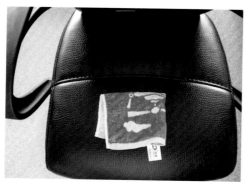
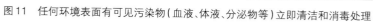
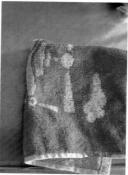

图11 任何环境表面有可见污染物（血液、体液、分泌物等）立即清洁和消毒处理

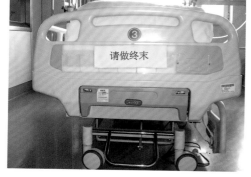

图12 患者出院、转科、死亡做床单元的终末清洁和消毒

———————— 参 考 文 献 ————————

［1］胡必杰,刘荣辉,陈文森.SIFIC医院感染预防与控制临床实践指引(2013年)［M］.上海：上海科学技术出版社,2013.
［2］胡必杰,倪晓平,覃金爱.医院环境物体表面清洁与消毒最佳实践［M］.上海：上海科学技术出版社,2012.

七、安 全 注 射

韦巧灵

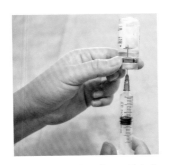

图1　注射环境要求：严禁在非清洁区域进行注射准备

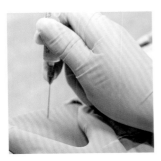

图2　注射应严格遵守无菌操作的原则：注射器一次性使用，保证一人一针一管一用

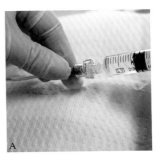

图3　A. 注射时尽量选择安全器具；B. 避免用针给药

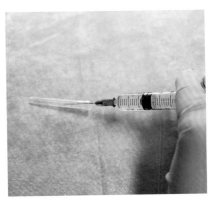

图4　注射完毕，不要回套针帽；如需回套针帽，应采取单手回套针帽法

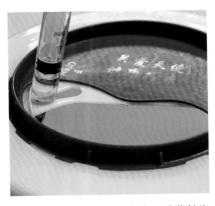

图5　非安全的器具处理方法1：先将针头在利器盒上分离，再将注射器丢入感染性废物袋内

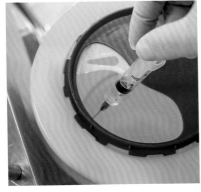

图6　非安全的器具处理方法2：针头和注射器作为一个整体丢弃于利器盒内

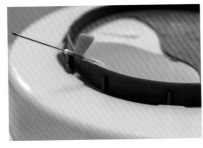

图7　规范利器盒的使用：选择大小合适、正确组装的利器盒；触手可及，高度以能够舒适地看到利器盒开口为宜。锐器不能伸出利器盒外；利器盒盛放满3/4时，立即密闭、更换

—— 参 考 文 献 ——

世界卫生组织.全球安全注射网络安全注射及相关操作工具手册［S］.2010.

第二节　手卫生

一、洗　手

编写：孙庆芬　摄影：侯诗洋

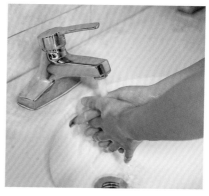

图1　打开水龙头，在流动水下，使双手充分淋湿

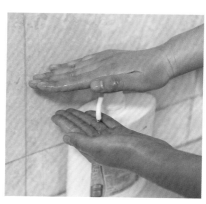

图2　取不少于3 ml或可打湿双手所有表面的足量洗手液

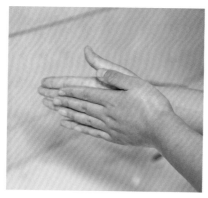

图3　将洗手液均匀涂抹至整个手掌、手背、手指和指缝

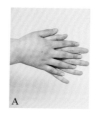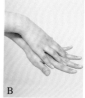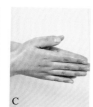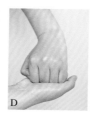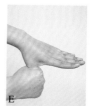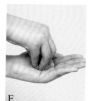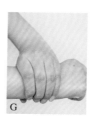

图4　按六步（或七步）洗手法揉搓双手至少15 s（A~G）

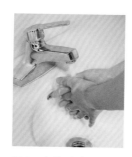

图5　在流动水下彻底冲净双手

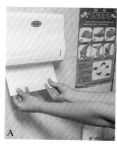

图6　使用一次性干手纸巾或其他方法干燥双手（A、B）

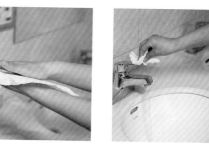

图7　用避污纸与擦手后的一次性干手纸巾关闭水龙头

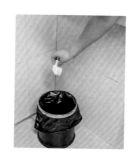

图8　将擦手纸巾丢入垃圾桶

注意事项：总洗手时间为40～60 s。

二、卫生手消毒

编写：孙庆芬　摄影：侯诗洋

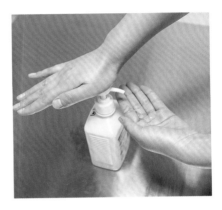

图1　取不少于3ml或可打湿双手所有表面的足量速干手消毒剂于掌心

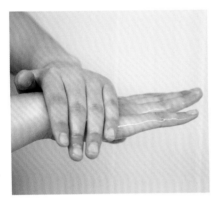

图2　将速干手消毒液均匀涂抹至整个手掌、手背、手指和指缝

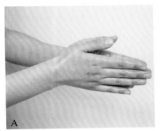

A

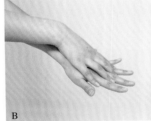

B

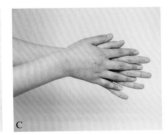

C

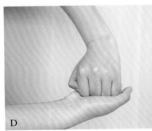

D

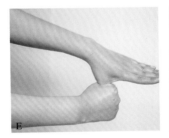

E

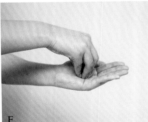

F

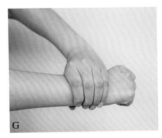

G

图3　按六步或七步洗手法认真揉搓双手至少15 s（A~G）

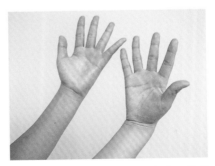

图4　待手上的速干手消毒剂彻底干燥后才能进行下一步操作

注意事项：卫生手消毒总时间为20~30 s。

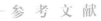 参 考 文 献

WHO.WHO guidelines on hand hygiene in health care［S］. 2009.

三、外科洗手

编写：刘荣辉　摄影：李文强

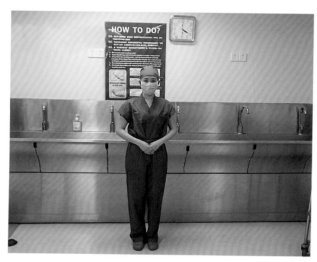

图1　人员准备：着装符合手术室要求；双手及手臂皮肤无破损，无饰品，指甲不超过指尖，不佩戴人工指甲或涂指甲油

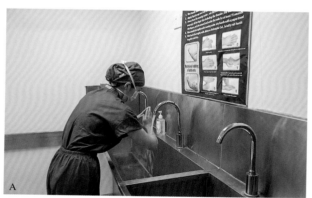

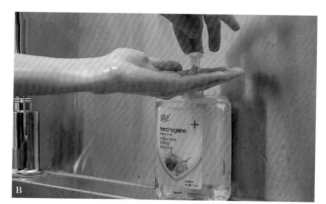

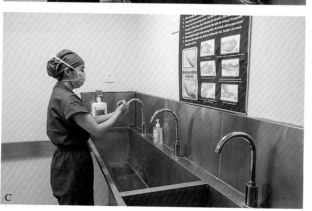

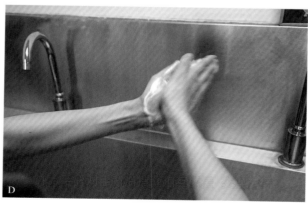

图2　洗手：A.流动水打湿双手和手臂；B.取洗手液约3ml；C.涂满双手；D.按照六步洗手法清洗双手约2min

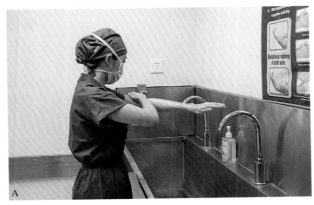 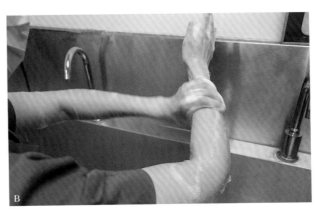

图3　洗手臂：A. 取洗手液约3 ml；涂满前臂及肘上10 cm；B. 环形揉搓腕部、前臂、肘上10 cm处；换手进行重复动作，各1 min

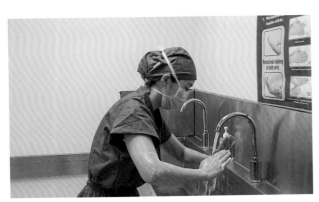 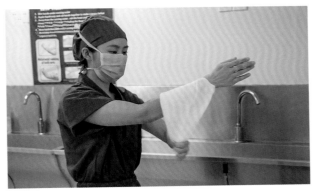

图4　冲洗：从指尖到手部沿一个方向用流动水冲洗手和手臂，不可在水中来回移动手臂。指尖向上，流动水由手、前臂向肘部流下，不可倒流，彻底冲洗干净

图5　干手：取一块无菌巾拍干双手，再对折成三角形搭在一侧手臂上，另一只手握住两侧顺势向上至肘部擦干。同法擦干另一侧

注意事项：① 整个过程中应始终保持双手位于胸前并高于手臂，使水由手部流向肘部，避免倒流。② 冲洗双手时应避免水溅湿衣裤，若溅湿应立即更换。③ 整个过程中，应防止手和手臂接触任何物品。一旦接触，必须再揉搓1 min。

参 考 文 献

WHO.WHO guidelines on hand hygiene in health care［S］. 2009.

四、外科手消毒

编写：刘荣辉　摄影：李文强

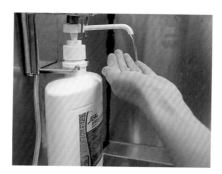

图1　按外科洗手流程洗手完毕后，掌心取外科手消毒剂约5 ml

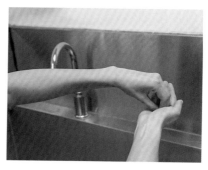

图2　将指尖在消毒剂内浸泡约5 s

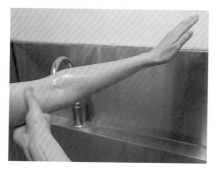

图3　将消毒剂涂抹于前臂直至肘部

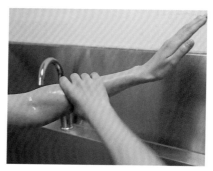

图4　从前臂直至肘上大约10 cm环形涂抹，确保覆盖到所有皮肤，直至消毒剂彻底干燥（10~15 s）

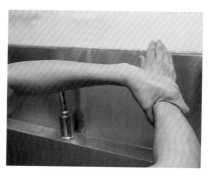

图5　同法消毒对侧手臂

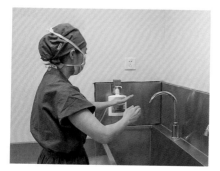

图6　取外科手消剂约5 ml

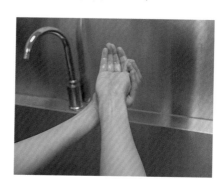

图7　涂抹双手直至手腕的所有皮肤

图8　按七步洗手法揉搓双手至手腕20~30 s，直至消毒剂彻底干燥

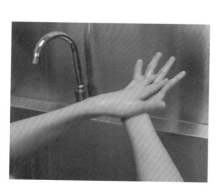

　　注意事项：① 手术结束后，若手套完好无破损，摘除手套后采用消毒剂揉搓双手；若手套有破损则采用流动水洗手，之后即可离开手术室。② 连台手术时，若手套完好无破损，按以上步骤消毒手臂和双手即可；若手套有破损，则应按以上步骤重新洗手，再消毒手臂和双手。

—— 参 考 文 献 ——

WHO.WHO guidelines on hand hygiene in health care［S］. 2009.

五、WHO 5 个手卫生指征

编写：唐琳　摄影：曹英杰

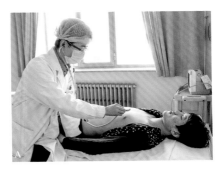
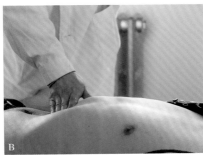
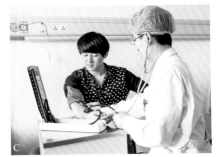
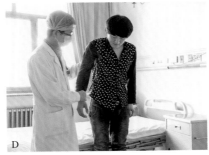

图1　直接接触患者前、后（A~D）

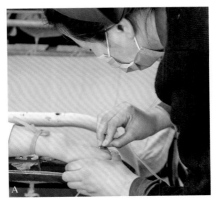
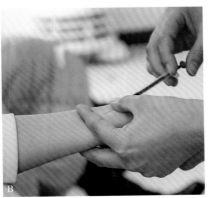
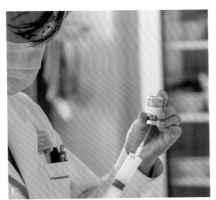
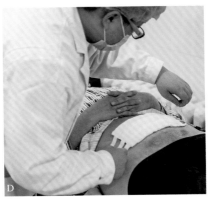
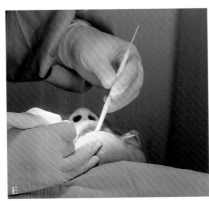

图2　清洁和（或）无菌操作前（A~E）

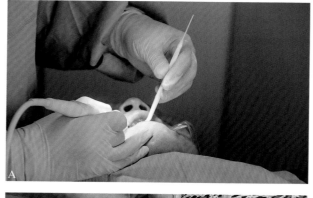
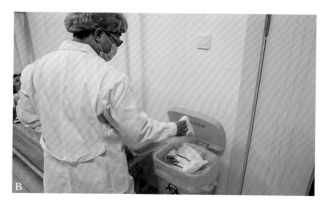
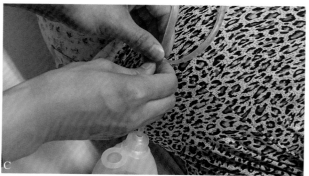
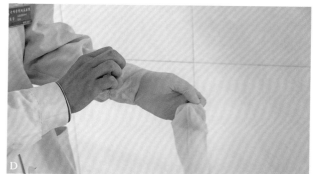

图3　体液暴露风险后(A~D)

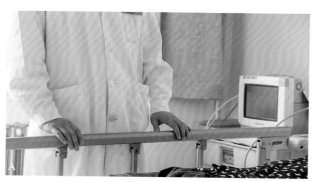
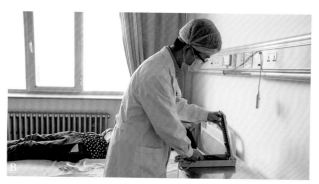
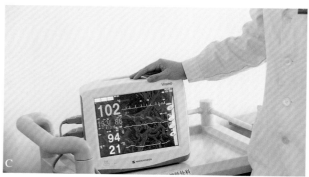
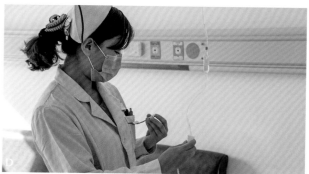

图4　接触患者周围环境后(A~D)

参　考　文　献

WHO.WHO guidelines on hand hygiene in health care[S]. 2009.

六、洗手和卫生手消毒设施

编写：唐 琳 摄影：曹英杰

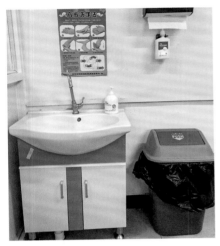

图1 普通病区手卫生设施配备

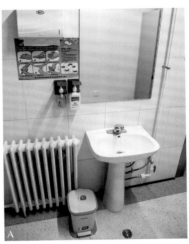

图2 重点科室手卫生设施配备（A~B）

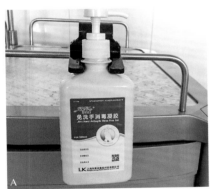

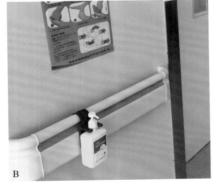

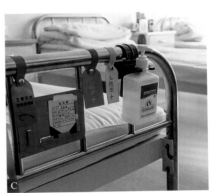

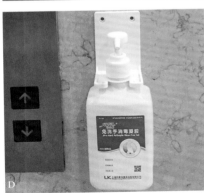

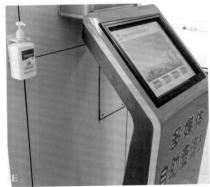

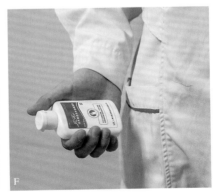

图3 速干手消毒剂的使用（A~F）。速干手消毒剂含有醇类和护肤成分，消毒后不需用水冲洗。注意，若出现对醇类过敏现象需及时更换

参 考 文 献

WHO.WHO guidelines on hand hygiene in health care［S］. 2009.

一、口罩种类

徐 虹 陈冰冰

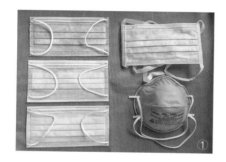
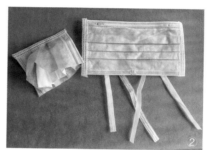
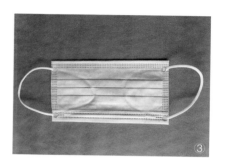
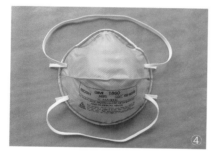
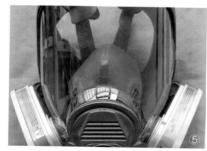

图1 口罩(mask)是一个专业术语,指用于盖住口鼻的全部产品的统称,分为外科口罩(surgical masks)和操作口罩(procedure masks)

图2 外科口罩:手术人员在手术过程中佩戴的能完全遮住口鼻的装置,可保护手术患者和手术室人员避免沾染微生物和体液。外科口罩也用于保护医务人员避免接触大的感染性飞沫(直径>5μm)。外科口罩需经防水性、细菌滤过性、吸气阻力和阻燃性等标准测试程序的评估,这些特性适用于所有用于外科手术、激光治疗、隔离及牙科或其他医疗操作的口罩。外科口罩结构为鼻夹、三层结构(外层阻隔体液、中间微粒吸附、内层吸潮)和系带。外科口罩的过滤效率要求:在空气流量(30±2)L/min条件下,对空气动力学中值直径(0.24±0.06)μm氯化钠气溶胶的过滤效率不低于30%;细菌过滤效率要求:在规定条件下,对平均颗粒直径为(3±0.3)μm的金黄色葡萄球菌气溶胶的过滤效率不低于95%;呼吸阻力要求,在过滤效率流量条件下,吸气阻力不超过49 Pa,呼气阻力不超过29.4 Pa

图3 操作口罩:能够盖住口鼻、在护理一般患者时使用的口罩,常常为耳挂式而非系带或弹性皮筋。一般缺少对颗粒和细菌的过滤效率要求

图4 医用防护口罩,又称呼吸防护器(respirator):一种个人防护用品,用于保护医务人员避免吸入<5μm直径的经空气传播的感染因子,包括结核、天花、SARS冠状病毒和含有像环境真菌(如曲霉菌)产生的孢子之类感染性微粒的粉尘。医用防护口罩是医务人员最常用的一种呼吸防护器。医用防护口罩的过滤效率要求:在空气流量(85±2)L/min条件下,对空气动力学中值直径(0.24±0.06)μm氯化钠气溶胶的过滤效率不低于95%,即符合N95(或FFP2)及以上等级;吸气阻力要求:在上述流量条件下,吸气阻力不超过343.2 Pa

图5 其他的呼吸防护器包括N99和N100口罩、带有高效过滤网的电动空气过滤呼吸器(PAPRS)以及自吸式负压橡胶面罩呼吸器(non-powered full-facepiece elastomeric negative pressure respirators)等

参 考 文 献

Healthcare Infection Control Practices Advisory Committee. 2007 Guideline for isolation precautions: preventing transmission of infectious agents in healthcare settings [S]. 2007.

二、外科口罩戴脱流程

徐　虹　陈冰冰

（一）戴外科口罩流程

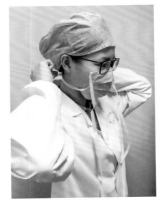 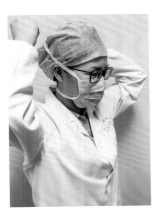 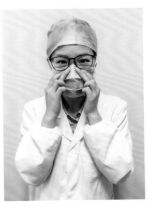 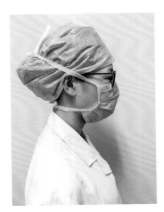

图1　口罩罩住鼻、口及下巴，口罩下方带系于颈后

图2　上方带系于头顶中部

图3　将双手指尖放于鼻夹上，从中间位置开始，用手指向内按压，并逐步向两侧移动，根据鼻梁形状塑造鼻夹

图4　调整系带松紧度，使其贴合面部

（二）脱外科口罩流程

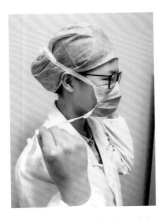 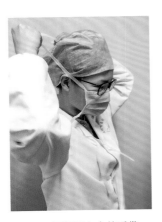 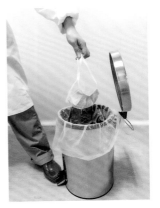 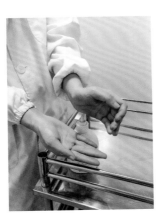

图5　不要接触口罩前面，先解开下方的系带

图6　再解开上方的系带

图7　用手捏住系带投入医疗废弃物袋中

图8　手卫生

注意事项：① 脱口罩时不接触口罩前面；② 外科口罩只能一次性使用；口罩变湿、损坏或明显污染时，及时更换。

—— 参 考 文 献 ——

中华人民共和国卫生部.WS/T311-2009医院隔离技术规范［S］.2009.

三、防护口罩戴脱流程

徐　虹　陈冰冰

（一）戴防护口罩流程

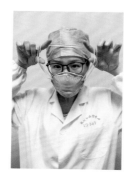 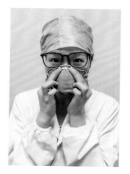 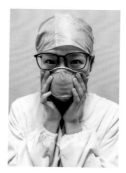 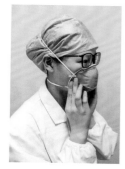 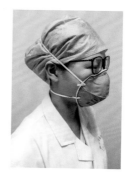

图1　防护口罩罩住鼻、口及下巴，鼻夹部位向上紧贴面部。两手拉着口罩的松紧带，拉过头顶，放在颈后和头中部

图2　将双手指尖放在金属鼻夹上，从中间位置开始，用手指向内按鼻夹，并分别向两侧移动和按压，根据鼻梁的形状塑造鼻夹

图3　双手按压口罩前部

图4　正压密合性试验，口罩内出现正压，表明不漏气，如果漏气，调整口罩位置或收紧带子

图5　负压密合性试验，口罩内出现负压，表明不漏气，如果漏气，调整口罩位置或收紧带子

（二）脱防护口罩流程

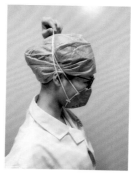 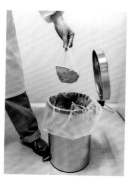 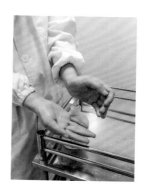

图6　双手同时抓住两根松紧带，提过头部，脱下

图7　用手捏住松紧带投入医疗废弃袋中

图8　手卫生

注意事项：① 禁止接触口罩前面（污染面）；② 防护口罩变湿、损坏或明显污染时，及时更换。

参　考　文　献

中华人民共和国卫生部.WS/T311-2009医院隔离技术规范［S］.2009.

四、防护口罩密合性试验（定性试验）

徐　虹　陈冰冰

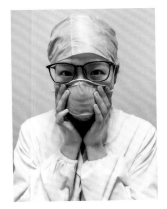

图1　医护人员佩戴防护口罩后，进行自我密合性检查

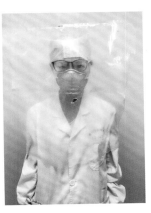

图2　被测者套上试验头套，做摇头、抬头、大声讲话、鬼脸等动作

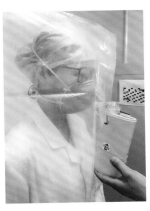

图3　检查人员向头套内喷洒甜味剂或苦味剂

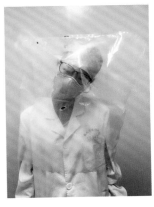

图4　被测试者再次做摇头、抬头、大声讲话、鬼脸等动作

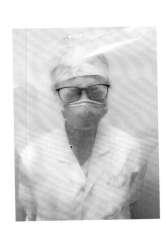

图5　如果口罩佩戴良好，则被测试者闻不到甜味剂或苦味剂的味道；反之，若闻到甜味剂或苦味剂的味道，则喉咙非常难受，说明防护口罩佩戴不密合

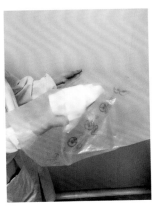

图6　检查人员用无味道的湿纸巾擦拭透明头套内面，去除残留味道，以免对下一位测试者造成影响

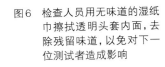

参 考 文 献

[1] Department of Health and Ageing, Australian Government. Infection control guidelines for the prevention of transmission of infectious diseases in the health care setting [S]. 2004.

[2] World Health Organization. Infection prevention and control of epidemic-and pandemic-prone acute respiratory diseases in health care [S]. 2007.

五、护目镜或防护面罩戴脱流程

徐 虹 陈冰冰

（一）戴护目镜或防护面罩流程

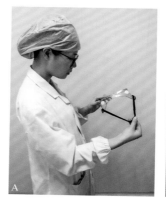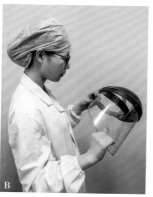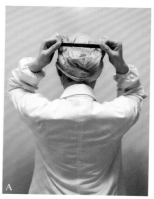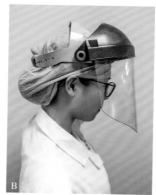

图1 佩戴前检查有无破损,佩戴装置有无松懈(A、B)　　　图2 抓住护目镜或防护面罩的耳围或头围戴上,调节舒适度(A、B)

（二）脱护目镜或防护面罩流程

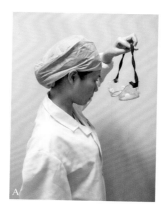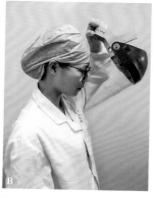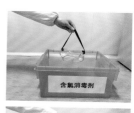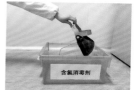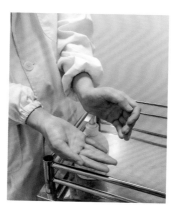

图3 抓住耳围或头围的末端摘掉,不要触摸前面部(A、B)　　图4 可重复使用的放入固定回收容器内集中清洁消毒;不重复使用的扔入医疗废物容器内　　图5 手卫生

注意事项：① 用于固定护目镜或防护面罩的耳围或头围被是相对清洁部位,前面部是污染部位。脱卸时抓住相对清洁部位；② 护目镜或防护面罩污染后及时更换。

———— 参 考 文 献 ————

中华人民共和国卫生部.WS/T311-2009医院隔离技术规范[S].2009.

六、隔离衣穿脱流程

编写：黄新玲 摄影：李 静

（一）穿隔离衣流程

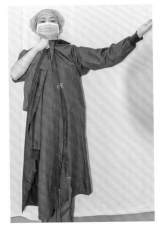

图1 右手提衣领，左手伸入袖内，右手将衣领向上拉，露出左手

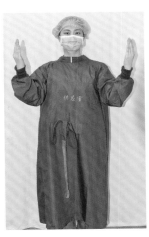

图2 换左手持衣领，右手伸入袖内，露出右手，勿触及面部

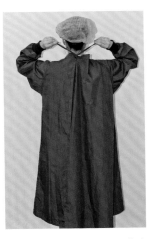

图3 两手持衣领，由领子中央顺着边缘向后系好颈带

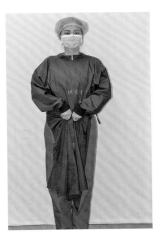

图4 将隔离衣一边（约在腰下5 cm）处渐向前拉，见到边缘捏住，同法捏住另一侧边缘

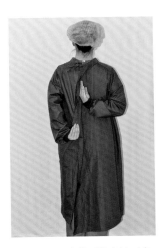

图5 双手在背后将衣边对齐

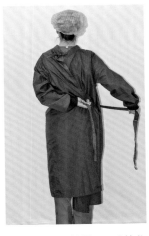

图6 向一侧折叠，一手按住折叠处，另一手将腰带拉至背后折叠处

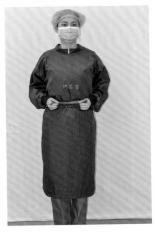

图7 将腰带在背后交叉，回到前面将带子系好

（二）脱隔离衣流程

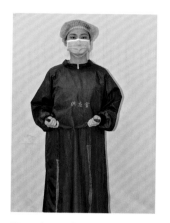

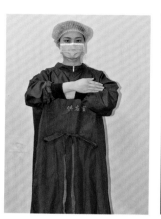

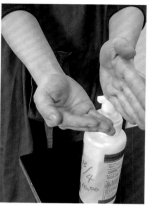

图8 解开腰带,在前面打一活结　　图9 暴露双手,进行手消毒　　图10 解开颈后带子

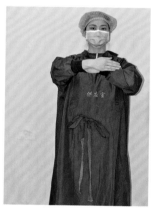

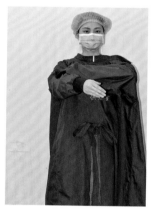

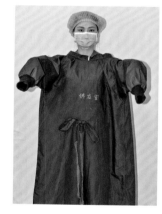

图11 右手伸入左手腕部袖内,拉下袖子过手　　图12 用遮盖着的左手握住右手隔离衣袖子的外面,拉下右侧袖子　　图13 双手转换逐渐从袖管中退出,脱下隔离衣

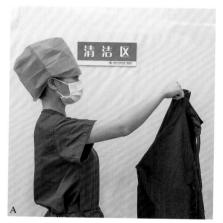

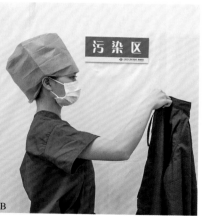

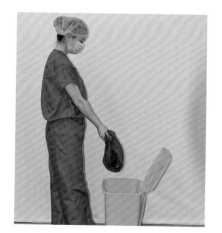

图14 左手握住领子,右手将隔离衣两边对齐,挂于污染区,污染面向外;如果悬挂于污染区外,则污染面向里(A、B)　　图15 不再使用时,将脱下的隔离衣,污染面向内,卷成包裹状,丢至医疗废物容器内或放入指定回收袋

───── 参 考 文 献 ─────

中华人民共和国卫生部.WS/T 311-2009医院隔离技术规范[S].2009.

七、分体式防护衣穿脱流程

编写：黄新玲　摄影：李　静

（一）穿分体式防护衣流程

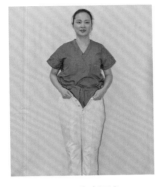

图1　先穿下衣

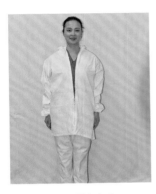

图2　再穿上衣

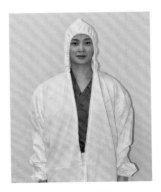

图3　戴好帽子

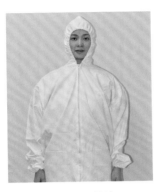

图4　拉上拉锁

（二）脱分体式防护衣流程

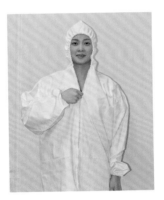

图5　先将拉链拉开

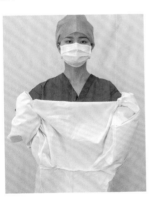

图6　脱袖子、上衣，污染面向里

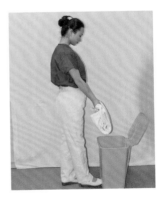

图7　脱下的上衣，将污染面向里卷成包裹状，丢至医疗废物容器内

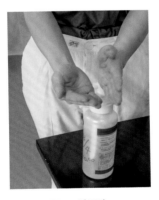

图8　手卫生

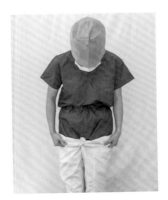

图9　脱下衣，由上向下边脱边卷，污染面向里

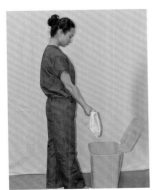

图10　脱下的下衣，将污染面向里卷成包裹状，丢至医疗废物容器内

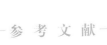

参 考 文 献

中华人民共和国卫生部. WS/T 311-2009医院隔离技术规范［S］.2009.

八、连体式防护衣穿脱流程

编写：黄新玲　李　静　摄影：李　静

（一）穿连体式防护衣流程

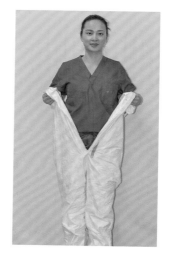

图1　先穿下衣

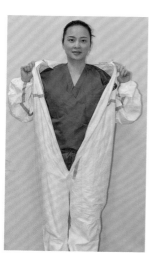

图2　再穿上衣

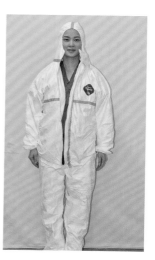

图3　戴好帽子

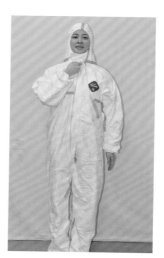

图4　拉上拉链

（二）脱连体式防护衣流程

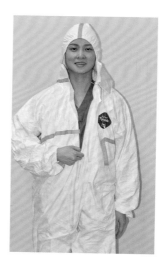

图5　先将拉链拉到底

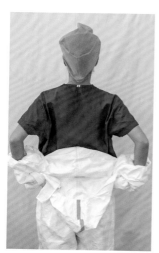

图6　脱下袖子

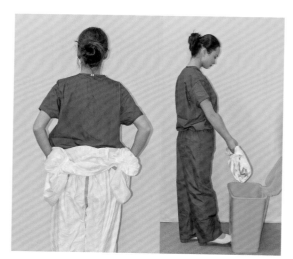

图7　由上向下边脱边卷防护衣，污染面向里；脱下的防护衣，将污染面向里卷成包裹状，丢入医疗废物容器内

参 考 文 献

中华人民共和国卫生部.WS/T 311-2009医院隔离技术规范［S］.2009.

九、个人防护用品穿戴流程

编写：黄新玲 李 静 摄影：李 静

（一）穿戴有普通隔离衣的个人防护用品的顺序

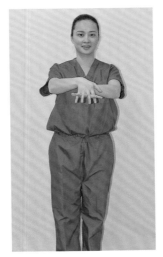

图1 手卫生：取手消毒液均匀涂抹双手，掌心相对揉搓

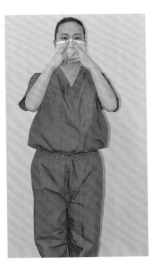

图2 戴一次性外科口罩，双手指按压鼻夹状

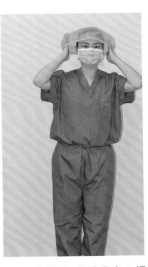

图3 戴帽子：将头发塞入帽子内

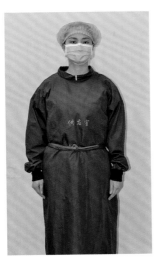

图4 穿好隔离衣，系腰带

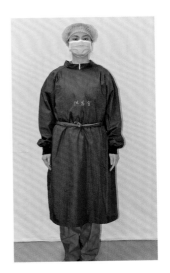

图5 双脚穿好鞋套

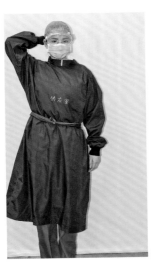

图6 戴护目镜或防护面罩：左手托住护目镜

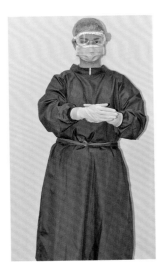

图7 戴好手套将翻边压住袖口

（二）穿戴有防护服的个人防护装备的顺序

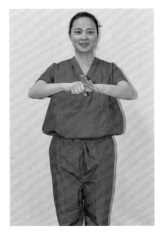

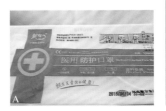

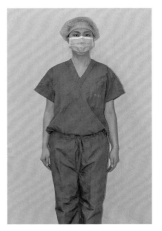

图1 手卫生：取手消毒液均匀涂抹双手，掌心相对揉搓

图2 戴医用防护口罩：双手指按压鼻夹状（A、B）

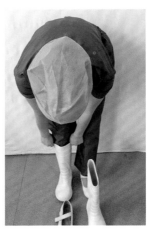

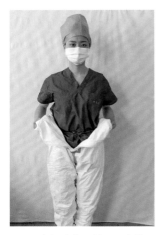

图3 戴帽子：将头发塞入帽子内

图4 穿长筒胶靴：穿好一只长筒胶靴，准备穿另一只长筒胶靴

图5 穿好防护服裤子，防护服裤腿覆盖胶靴

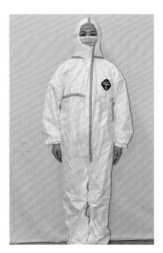

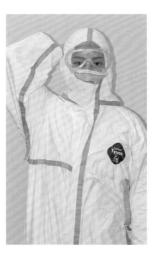

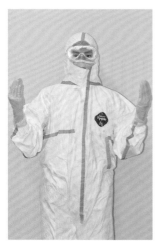

图6 穿着连体防护服袖子，戴上连体防护服帽子，拉上拉链

图7 戴护目镜或防护面罩：右手执防护面罩系带于头顶中部

图8 戴好手套将翻边压住袖口

十、个人防护用品脱卸流程

编写：黄新玲 李 静 摄影：李 静

（一）脱卸有普通隔离衣的个人防护装备的顺序

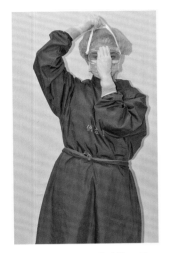

图1 摘护目镜或防护面屏

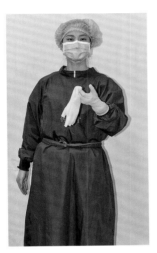

图2 摘手套

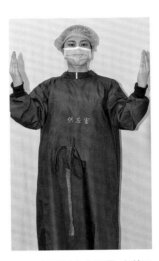

图3 解开隔离衣腰带，在前面打一活结

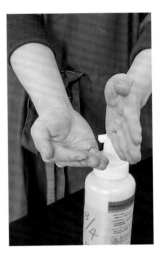

图4 手卫生

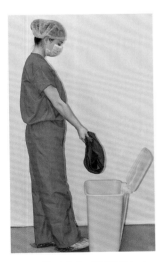

图5 脱隔离衣，污染面向内，卷成包裹状，丢至医疗废物容器内

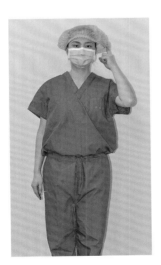

图6 摘帽子

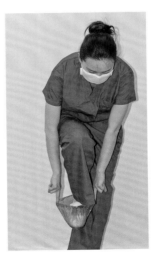

图7 脱鞋套；手卫生

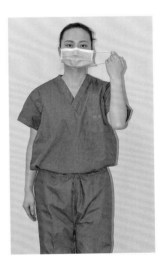

图8 摘口罩；手卫生

（二）脱卸有防护服的个人防护装备的顺序

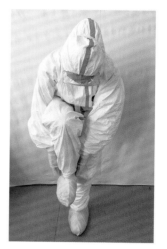

图 9　脱一次性防水靴套

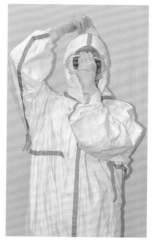

图 10　摘护目镜或防护面屏

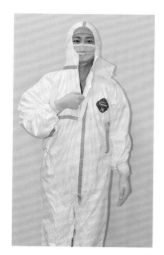

图 11　解开拉链

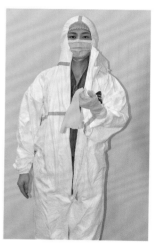

图 12　摘手套

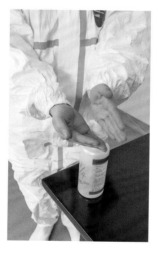

图 13　手卫生

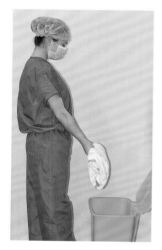

图 14　脱连体防护服

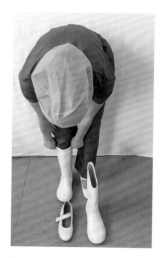

图 15　脱长筒胶靴，穿上自己的
　　　　鞋；手卫生

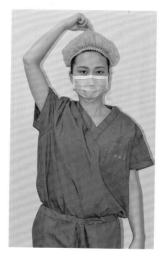

图 16　摘帽子

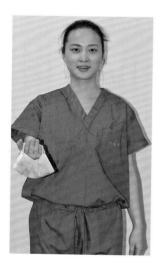

图 17　摘口罩；手卫生

十一、手术室不同区域人员着装

编写：郝春霞　摄影：武　博

（一）进入手术间人员

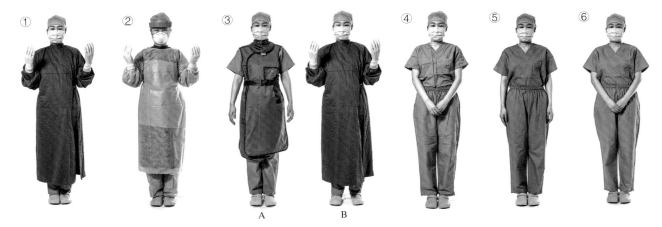

图1　手术者及器械护士：刷手衣、帽子、外科口罩、手术专用鞋、手术衣、无菌手套
图2　感染手术术者及器械护士：刷手衣、帽子、防护口罩、手术专用鞋、防渗手术衣、双层无菌手套、防护面屏
图3　术中接触放射线术者及器械护士：A. 刷手衣、帽子、外科口罩、手术专用鞋、铅衣；B. 加穿手术衣，戴无菌手套
图4　巡回护士：刷手衣、帽子、外科口罩、手术专用鞋
图5　麻醉师：刷手衣、帽子、外科口罩、手术专用鞋
图6　参观人员：刷手衣、帽子、外科口罩、手术专用鞋

（二）不进入手术间人员

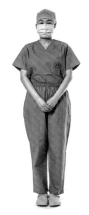

图7　刷手衣、帽子、口罩、手术专用鞋

（三）外出人员

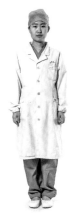

图8　工作服、外出鞋

参 考 文 献

胡必杰,葛茂军,关素敏.手术部位感染预防与控制最佳实践［M］.上海：上海科学技术出版社,2012：83-88.

十二、消毒供应中心不同区域人员着装

编写：郝春霞　摄影：武　博

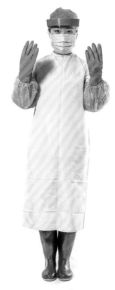

图1　去污区人员着装：上下分体式工作服、防水鞋、防水围裙、帽子、口罩、防护面屏、乳胶手套＋橡胶长手套、防水袖套

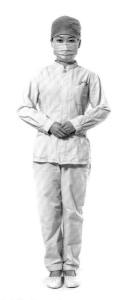

图2　检查包装、灭菌区人员着装：上下分体式工作服、口罩、帽子、工作鞋

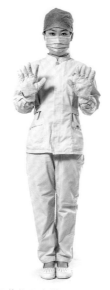

图3　无菌物品存放区人员着装：上下分体式工作服、口罩、帽子、加厚棉质防烫手套（必要时）、工作鞋

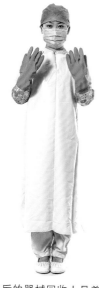

图4　使用后的器械回收人员着装（下收人员）：上下分体式工作服、防水围裙、口罩、帽子、橡胶长手套、工作鞋

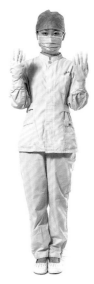

图5　无菌物品运送人员着装（下送人员）：上下分体式工作服、口罩、帽子、工作鞋、手套

── 参　考　文　献 ──

中华人民共和国卫生部.WS310.1-2009医院消毒供应中心第1部分：管理规范［S］.2009.

十三、内镜清洗消毒人员着装

编写：施红梅　摄影：施健美　施红梅

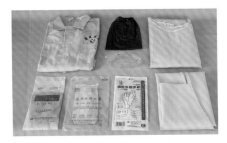

图 1　物品准备

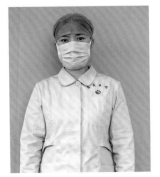

图 2　穿工作服，戴帽子、口罩

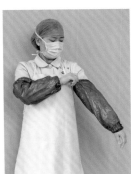

图 3　穿防水围裙和袖套或抗湿罩袍

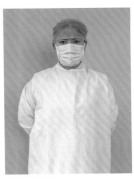

图 4　戴护目镜或防护面罩

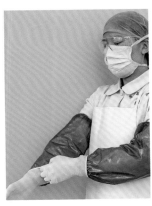

图 5　戴手套（如对乳胶或滑石粉过敏者可先戴一次性塑料薄膜，再戴乳胶手套）

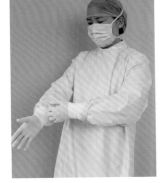

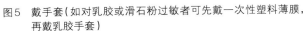

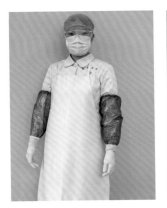

图 6　着装完成

重复使用的防水围裙、防水袖套、护目镜的清洁消毒处理方法：① 如未接触污染物，用后随时用清水冲洗干净，晾干备用，每周定期用含氯消毒剂浸泡消毒。② 如接触污染物，则随时用清水冲洗干净，用含氯消毒剂浸泡消毒。

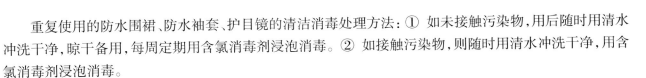

参 考 文 献

［1］中华人民共和国卫生部.内镜清洗消毒技术操作规范［S］.2004.
［2］中华人民共和国卫生部.WS/T 311-2009 医院隔离技术规范［S］.2009.

十四、医疗废物转运人员着装

编写：施红梅　摄影：施健美　施红梅

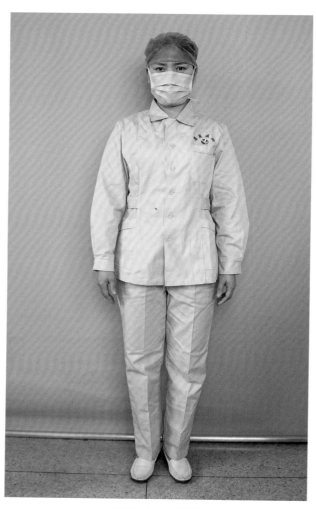

图1　穿工作衣裤,戴帽子、口罩

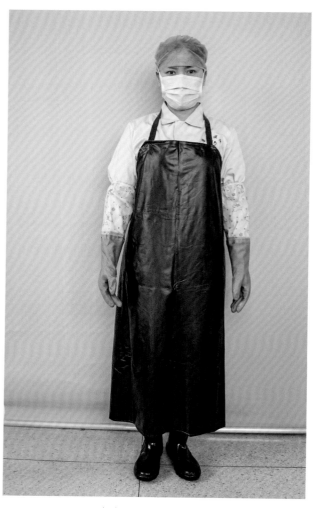

图2　穿防水围裙、胶鞋,戴防护手套

　　重复使用的防水围裙、防水袖套、防护手套、胶鞋的清洁消毒处理方法：① 如未接触污染物,用后随时用清水冲洗干净,晾干备用,每周定期用含氯消毒剂浸泡消毒。② 如接触污染物,则随时用清水冲洗干净,用含氯消毒剂浸泡消毒。

———— 参 考 文 献 ————

中华人民共和国卫生部.WS/T 311-2009 医院隔离技术规范［S］.2009.

十五、口腔科牙医着装

唐红萍

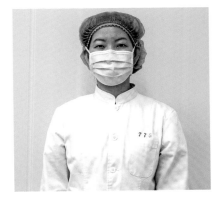

图1 操作者穿工作服,戴帽子、口罩

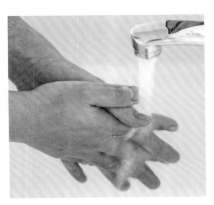

图2 戴手套前做手卫生

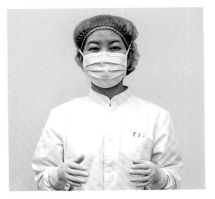

图3 戴手套

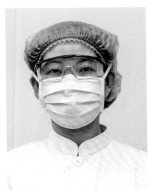

图4 戴护目镜或防护面屏

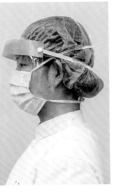

图5 使用衣领夹,必要时戴一次性纸围巾

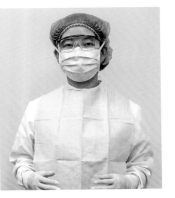

图6 穿戴完毕

注意事项：① 操作者戴一次性手术圆帽,头发不得外露；② 操作者正确佩戴外科口罩,注意鼻夹和系带；③ 操作者在可能接触血液、被血液污染的唾液或口腔黏膜时,必须戴手套；④ 操作中可能发生体液飞溅时需戴护目镜或防护面屏,被液体污染或沾湿时应立即更换。

———— 参 考 文 献 ————

中华人民共和国卫生部.医疗机构口腔诊疗器械消毒技术操作规范[S].2005.

十六、引发气溶胶操作时个人防护

高晓东

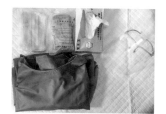
图1 个人防护用品准备

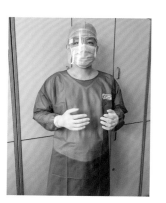
图2 个人防护用品穿戴

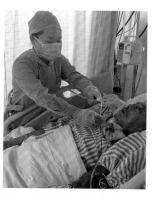
图3 病房容易产生气溶胶的操作

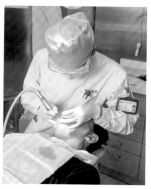
图4 口腔科容易产生气溶胶的操作

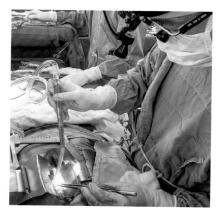
图5 手术室容易产生气溶胶的操作

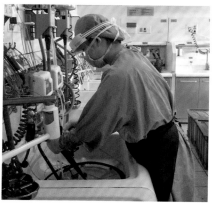
图6 内镜室容易产生气溶胶的操作

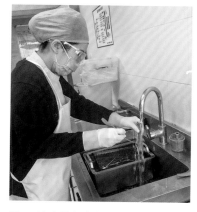
图7 消毒供应中心容易产生气溶胶的操作

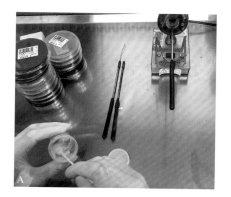

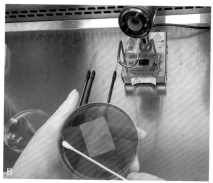

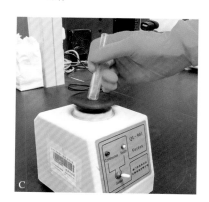
图8 微生物实验室容易产生气溶胶的操作(A~C)

参 考 文 献

WHO. Infection prevention and control of epidemic- and pandemic- prone acute respiratory diseases in health care—WHO Interim Guidelines, 2007.

十七、化疗药物配制时个人防护

编写：江佳佳 朱宸乐 摄影：张 培

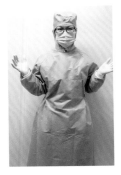

图1 穿戴连体隔离衣，戴手套口罩，进入配制间

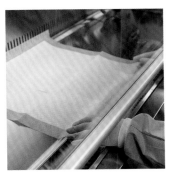

图2 在生物安全柜中铺一次性防护垫，能及时吸附药液

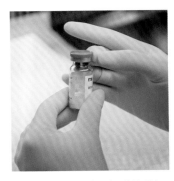

图3 割锯安瓿前应轻弹其颈部，使附着药粉降到瓶底

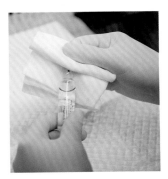

图4 割锯安瓿时应用无菌纱布包裹

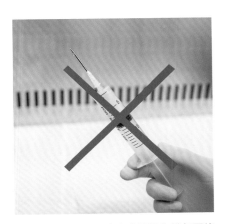

图5 抽取药液后，在瓶内排液和排气再拔针，不可将药液排于空气中

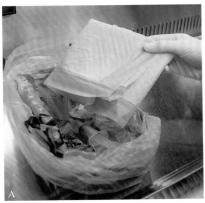

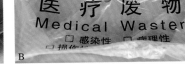

图6 操作后将护垫放于专用袋中集中封闭处理双层包装（A、B）

参 考 文 献

CDC & NIOSH. PPE for HCW Who Work with Hazardous Drugs［S］. 2008.

十八、锐器伤预防措施

编写：施红梅　摄影：施健美　施红梅

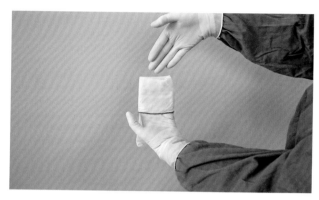

图1　进行各种与血液、体液、分泌物和排泄物有关的操作时戴手套。必要时如手部皮肤有破损接触HIV患者可戴双层手套

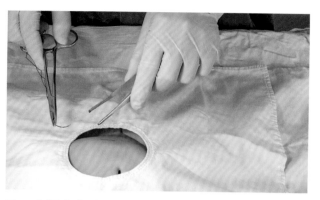

图2　在进行侵袭性操作过程中，保证环境宽敞、充足光线，避免操作中因他人碰撞或光线等原因导致锐器伤的发生

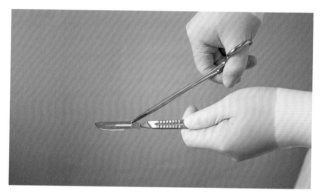

图3　安装、拆卸手术刀片应使用血管钳协助，不应徒手操作，以免刀片划伤

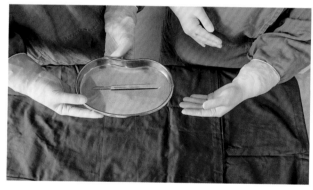

图4　术中传递手术刀、剪、缝针及骨凿等较小锐器时，应将锐器放在无菌弯盘中，由近术者器械护士托住弯盘，尖端朝向自己，柄端递予术者。术者用后应将锐器放在弯盘中，托住弯盘，尖端朝向自己，柄端递予护士

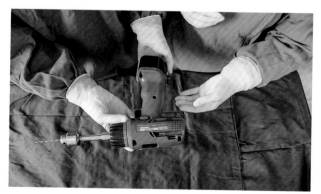

图5　术中传递电钻等较大锐器时，应上好钻头或探针，尖端朝向自己，柄端递予术者。术者用后也将尖端朝向自己，柄端递予护士

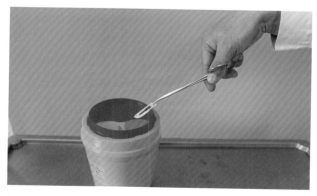

图6　锐器用完后应直接放入规范的利器盒中。如护士拔输液针时应带利器盒，输液器针头直接放入利器盒内，避免拔针后未及时处理造成的利器伤

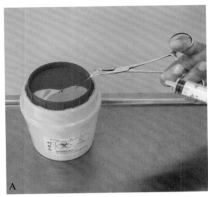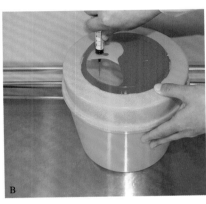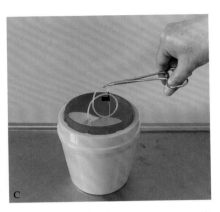

图7 禁止双手回套针帽,如需盖帽只能单手盖帽或借用专用套帽装置;禁止弯曲被污染的针具;禁止用手分离使用过的针具和针管;禁止用手直接接触污染的针头、刀片等锐器;禁止直接将锐器投入垃圾袋内;禁止用手直接整理锐器盒盖上或边缘的针头(A~C)

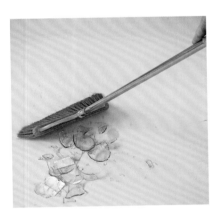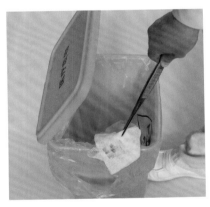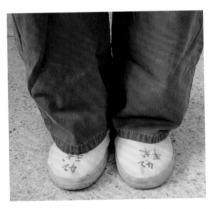

图8 禁止用手直接拿取被污染的破损玻璃物品,应使用刷子、垃圾铲或夹子等器械处理

图9 处理污物时,严禁用手直接抓取污物,不能用手压挤、来回翻寻废物,以免被锐器刺伤

图10 穿上能盖住足背的隔离鞋或工作鞋,防止碎玻璃、针头掉下来刺破足背皮肤

参 考 文 献

中华人民共和国卫生部.血源性病原体职业接触防护导则[S].2009.

十九、锐器伤的应急处理

编写：陈修文　鄢萍兰　胡梅英　摄影：周治球

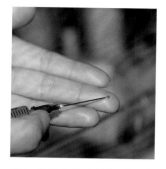

图1　医务人员针刺伤，致出血性伤口

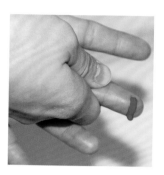

图2　挤压伤口：从近心端向远心端；尽量多挤出污染血液

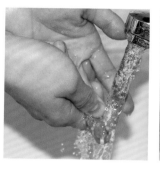

图3　冲洗伤口：流动水或肥皂水冲洗至少5分钟

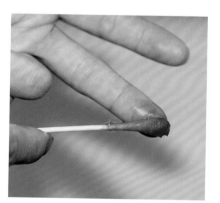

图4　消毒伤口

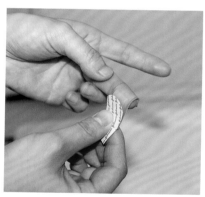

图5　包扎伤口：用创可贴包扎伤口，伤口较大时用纱布包扎；每日定期更换

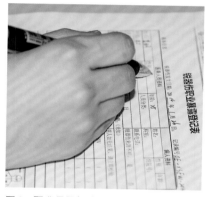

图6　职业暴露报告与登记：填写锐器伤职业暴露登记表；向护士长和医院感染管理部门报告

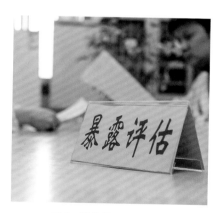

图7　职业暴露风险评估

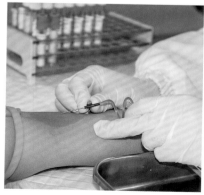

图8　根据评估建议，进行必要的体检

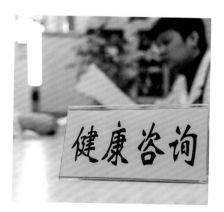

图9　定期随访，必要时进行心理干预和健康关怀

── 参 考 文 献 ──

中华人民共和国卫生部.医务人员艾滋病病毒职业暴露防护工作指导原则(实行)[S].2004.

一、注 射 准 备

王　莉　王定媚

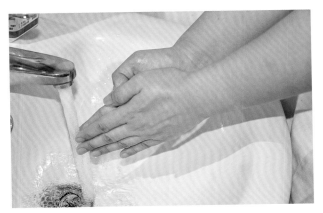

图1　操作人员衣帽整洁,洗手

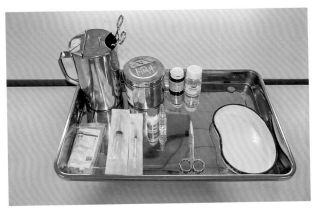

图2　准备用物,检查药物质量及一次性器材的有效期,包装是否完整

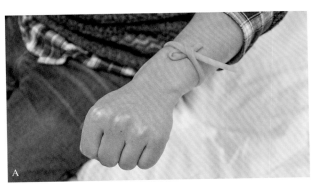

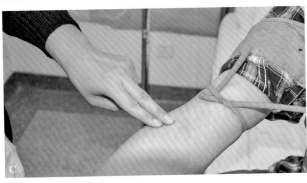

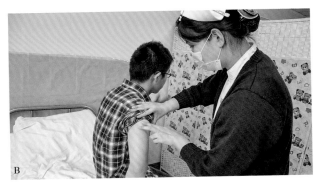

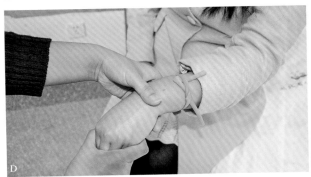

图3　查对:查对床号、姓名、药名,浓度、剂量、用法、时间及有效期,评估患者注射部位情况(A~D)

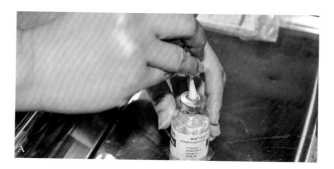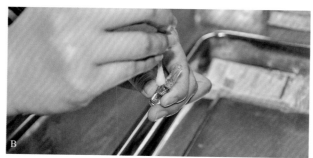

图4　用蘸有60%～70%的乙醇或异丙醇棉签或棉球擦拭消毒安瓿或瓶塞,消毒完后不要再触摸(A、B)

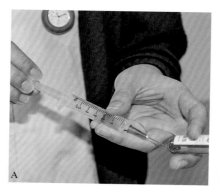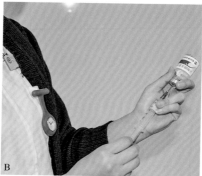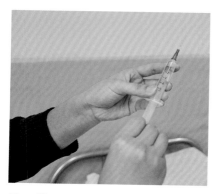

图5　使用无菌注射器和针头按照无菌原则从安瓿或药瓶中吸出药液(A、B)

图6　排尽空气,注意手指不能接触到针头等进行无菌操作的部位;再次核对医嘱和药物无误,准备注射

参 考 文 献

[1] 李小寒,尚少梅.基础护理学[M].第5版.北京:人民卫生出版社,2014.
[2] 中华人民共和国卫计委.WS/T 433-2013静脉治疗护理技术操作规范[S].2013.
[3] 中华人民共和国卫生部.WS/T 367-2012医疗机构消毒技术规范[S].2012.

二、皮内、皮下、肌内注射法

王定媚 王 莉

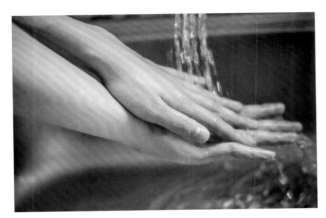

图1 操作者衣帽整洁,洗手、戴口罩

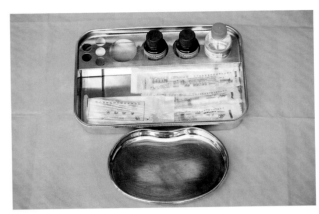

图2 准备用物,查对治疗卡和医嘱

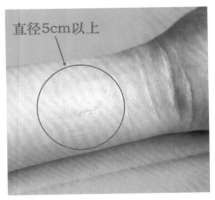

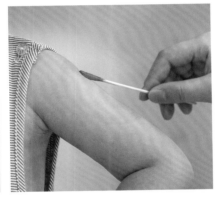

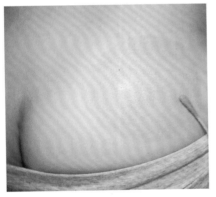

图3 核对患者,取得配合,暴露注射部位。以注射点为中心,向外螺旋式旋转消毒皮肤,直径5 cm以上(皮下、肌内注射可使用0.5%碘伏涂擦消毒两遍,或采用2%碘酊涂擦一遍,待干后再用75%乙醇脱碘;皮内注射忌用碘酊,采用75%乙醇)

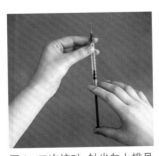

图4 二次核对,针尖向上排尽空气

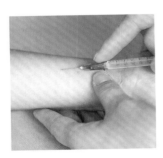

图5 进行穿刺、注射

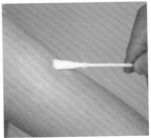

图6 拔针,皮下、肌内注射需按压针刺处片刻,皮内注射则勿按压针眼

参 考 文 献

[1] 李小寒,尚少梅.基础护理学[M].第5版.北京:人民卫生出版社,2014.
[2] 中华人民共和国卫生部.WS/T 367-2012医疗机构消毒技术规范[S].2012.

三、静 脉 输 液

王　莉　王定媚

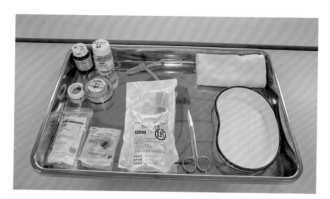

图1　用物准备(注射器、输液器均为一次性使用)

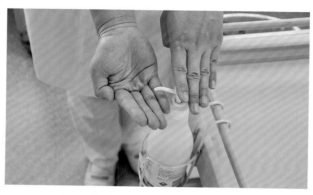

图2　核对医嘱,做手卫生,取得患者配合

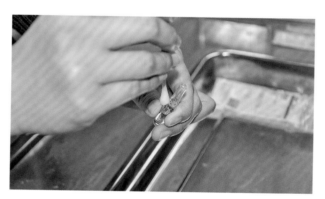

图3　用蘸有60%~70%的乙醇或异丙醇棉签或棉球擦拭药瓶的顶部

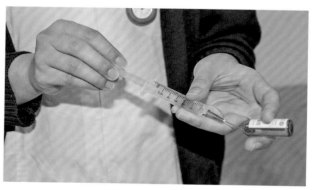

图4　从安瓿或药瓶中吸出药品,并排出空气,注意手部的无菌操作不能接触消毒过的部分和针头

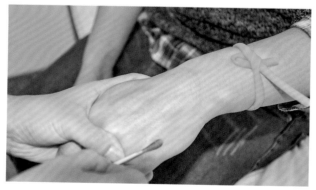

图5　消毒皮肤(以穿刺点为中心,由内向外螺旋式旋转涂抹,范围大于5cm×5cm)

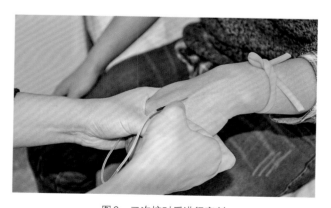

图6　二次核对后进行穿刺

参 考 文 献

［1］中华人民共和国卫计委.WS/T 433-2013静脉治疗护理技术操作规范［S］.2013.
［2］中华人民共和国卫生部.WS/T 367-2012医疗机构消毒技术规范［S］.2012.

四、采　血　法

王　莉　王定媚

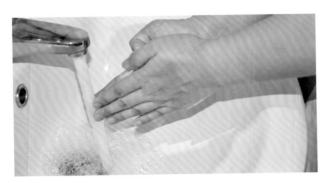

图1　操作者准备

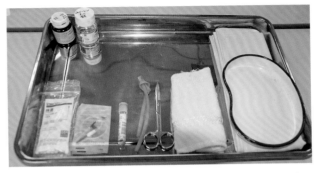

图2　用物准备（一次性采血针或一次性注射器、采血试管、皮肤消毒剂、棉签、消毒压脉带、一次性治疗巾、无菌手套、弯盘）

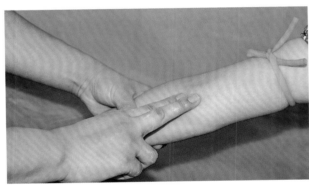

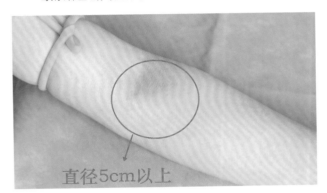

图3　核对医嘱，戴手套，取得患者配合，防止患者突然移动肢体而发生针刺伤。穿刺部位肢体下垫一次性治疗巾，扎止血带，消毒皮肤，使用蘸有70%乙醇或异丙醇的一次性棉签或棉球，从穿刺点由内向外螺旋式旋转涂抹，范围大于5cm×5cm，同一棉签不能再次进入同一区域涂抹。确保消毒液停留在皮肤上至少30秒，再等待30秒，使其完全干燥

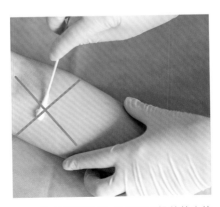

图4　涂抹消毒液后，未自然干燥前禁止使用干棉签擦干消毒液

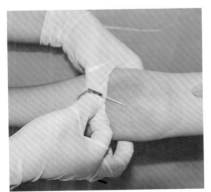

图5　进行穿刺、抽血

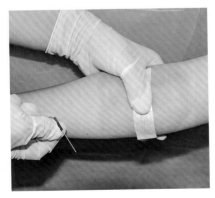

图6　松止血带，嘱患者松拳，拔针，按压局部至不出血为止

──────── 参 考 文 献 ────────

李小寒，尚少梅.基础护理学［M］.第5版.北京：人民卫生出版社，2014.

五、术中锐利器械传递法

编写：江佳佳　朱宸乐　摄影：殷　娅

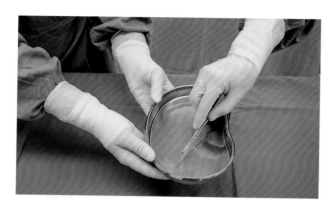

图1　手术刀的传递

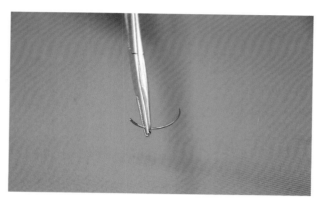

图2　持针器夹针的方法

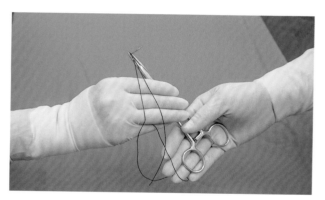

图3　持针器的传递

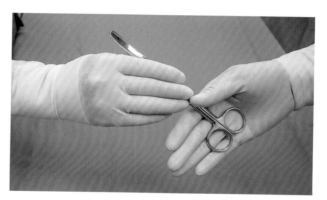

图4　剪刀的传递

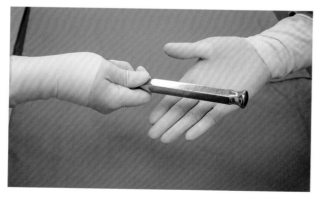

图5　骨凿的传递

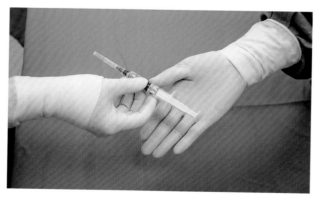

图6　注射器的传递

— 参 考 文 献 —

［1］胡必杰,郭燕红,高光明,等.医院感染预防与控制标准操作规程［M］.上海：上海科学技术出版社,2010.
［2］中华护理学会手术室专业委员会.手术室护理实践指南［M］.北京：人民卫生出版社,2014：27-31.

六、手术刀片拆卸法

范珊红　慕彩妮

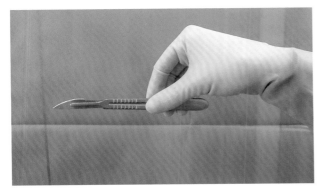

图1　握住手术刀刀柄,将刀片锐利面朝上,确保刀尖远离自己和他人

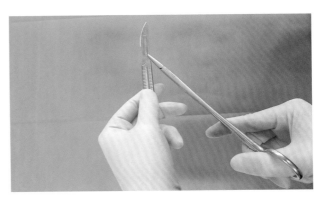

图2　使用持针器或血管钳夹持刀片尾端背侧,确保夹紧

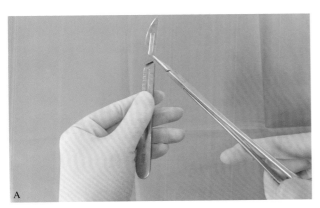

A

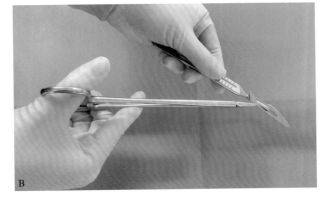

B

图3　将刀片稍稍抬起顺着刀片槽向前水平推出(A、B)

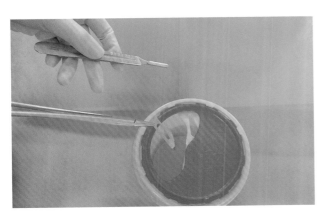

图4　卸下刀片并放入锐器容器内

参 考 文 献

Mike Pascoe.How to Mount a Blade Onto a Scalpel Handle [OL].[2015-5-10]http://snapguide.com/guides/mount-a-blade-onto-a-scalpel-handle,2013.

七、注射针头拆卸法

王 莉 王定媚

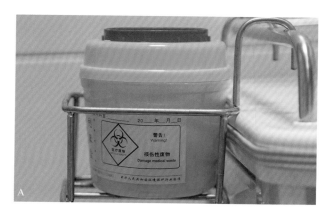

图1 注射针头拆卸操作必须靠近锐器盒进行,使用锐器盒上的雨滴状卡口分离注射器针头(A、B)

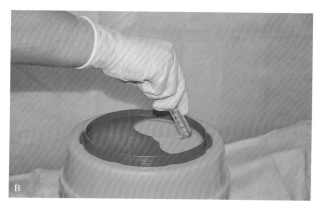

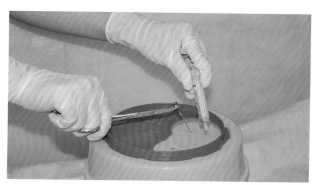

图2 使用持针器或止血钳去除针头,并立即丢弃到锐器盒内

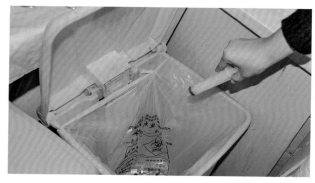

图3 去掉针头的注射器丢弃入感染性医疗废物容器内

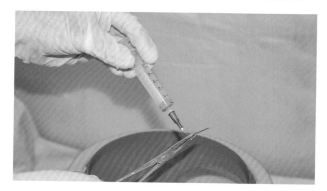

图4 禁止弯曲、折断针头

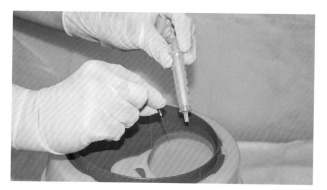

图5 禁止手工拔除针头

注意事项:如是不能拆卸的一体式注射器就不用拆卸。

参考文献

胡必杰,刘荣辉,陈文森.SIFIC医院感染预防与控制临床实践指引(2013年)[M].上海:上海科学技术出版社,2013.

八、医疗废物垃圾袋的使用与密封

卢 锋

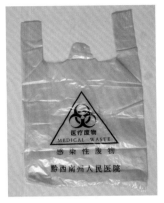

图1 医疗废物包装袋符合要求

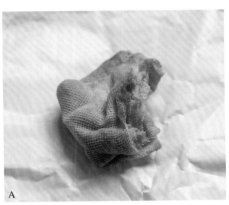

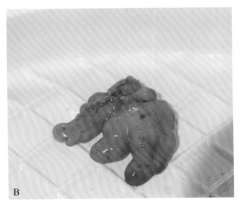

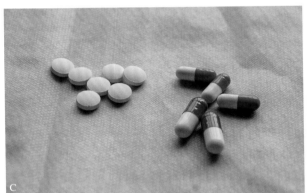

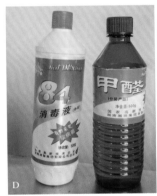

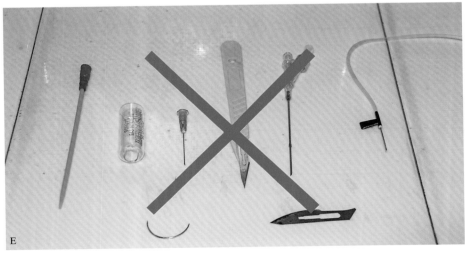

图2 感染性、病理性、药物性及化学性医疗废物应分类收集,禁止放入锐器(A~E)

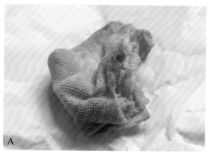
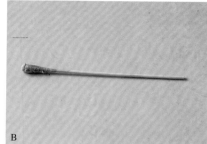
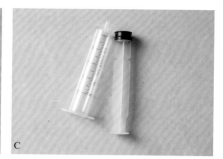
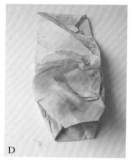
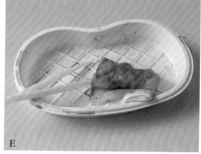
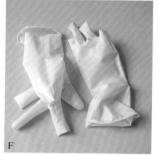
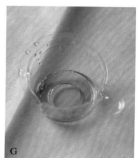

图3　常见的感染性医疗废物（A~G）

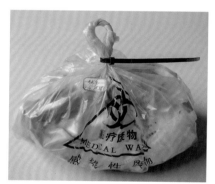
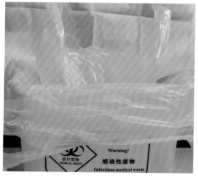
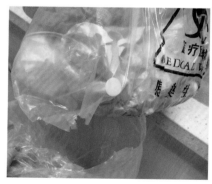

图4　盛装的医疗废物达到包装袋的3/4时，将包装袋严密封口并填写中文标签

图5　传染病患者或者疑似传染性患者产生的感染性废物和病理性废物应双层包装转运

图6　包装袋外若有污染或意外刺破，应加装一层包装并再次封口

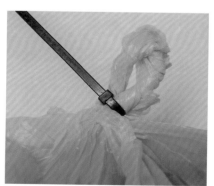
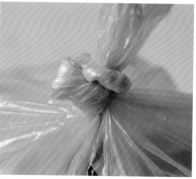
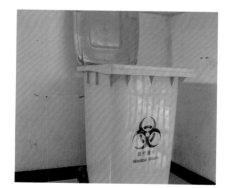
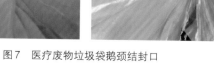

图7　医疗废物垃圾袋鹅颈结封口

图8　放入转运箱暂存

— 参 考 文 献 —

中华人民共和国卫生部.医疗卫生机构医疗废物管理办法［S］.2003.

九、腹膜透析废物处理流程

编写：郝春霞　摄影：武　博

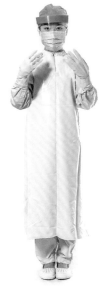

图1　工作人员个人防护

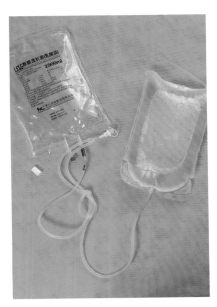

图2　腹膜透析产生的医疗废物

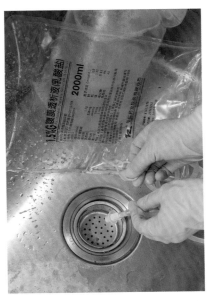

图3　将腹膜透析液袋内液体排入下水道内

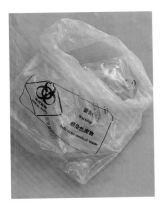

图4　盛装腹膜透析液袋、碘液微型盖放入感染性医疗废物袋中

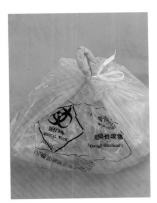

图5　感染性医疗废物袋扎口方式

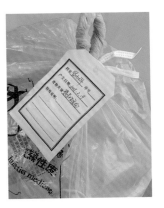

图6　粘贴标识

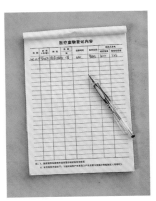

图7　与运送人员交接签字

注意事项：医疗废物交接登记本科室与运送人员各持一本，互相确认内容后，在对方的医疗废物交接登记本上签名，各自保存。

参 考 文 献

中华人民共和国卫生部.医疗卫生机构医疗废物管理办法［S］.2003.

一、铺无菌盘法

编写：孙淑梅 摄影：刘长爱

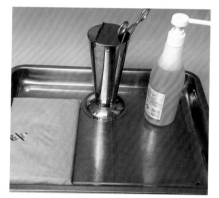

图1 评估、物品准备

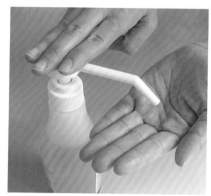

图2 着装整齐、洗手、戴口罩

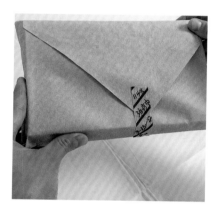

图3 检查

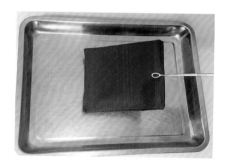

图4 打开无菌包，用无菌持物钳从无菌包内夹取无菌巾

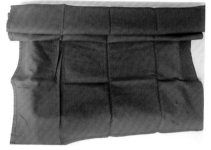

图5 双手捏住两角铺巾，扇形折叠，开口向外

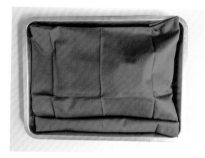

图6 上下边缘对齐，拉平折好，在指示卡上记录日期及时间

— 参 考 文 献 —

李淑迦.中华医学会临床技术操作规范：护理分册［S］.北京:人民军医出版社,2012:28.

二、取无菌持物钳方法

编写：孙淑梅　摄影：刘长爱

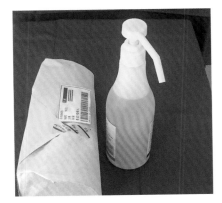

图1　评估操作环境、物品准备

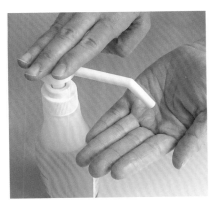

图2　着装整齐、剪指甲、手卫生

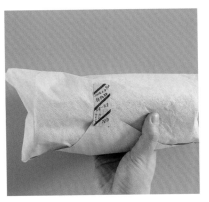

图3　检查有效日期

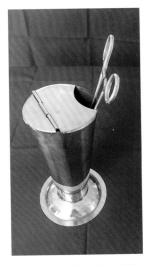

图4　打开钳包，取出钳罐

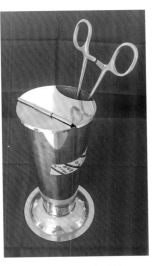

图5　注明开启时间

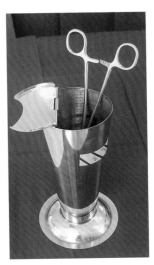

图6　打开容器盖

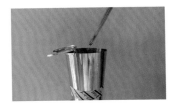

图7　取出持物钳

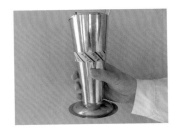

图8　远处取物，应整体移动钳罐

参 考 文 献

李淑迦.中华医学会临床技术操作规范：护理分册［S］.北京：人民军医出版社，2012：27.

三、取无菌溶液法

编写：孙淑梅　摄影：刘长爱

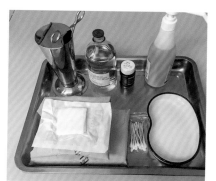

图1　评估操作环境、物品准备

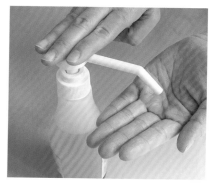

图2　剪指甲、洗手、戴口罩

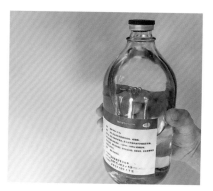

图3　检查核对

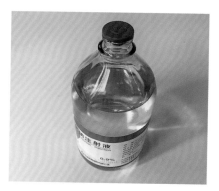

图4　启开瓶盖

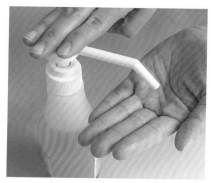

图5　手卫生

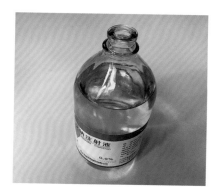

图6　揭开瓶塞

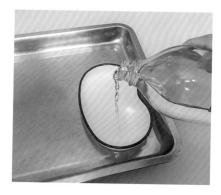

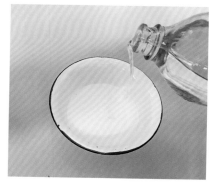

图7　冲洗瓶口，由原处倒液入容器内

　　注意事项：① 如为铝制口装瓶口，瓶塞为橡胶塞，消毒瓶口后翻起瓶塞，消毒后揭开，勿污染。② 核对后铺无菌盘步骤略。

──────── 参 考 文 献 ────────

李淑迦.中华医学会临床技术操作规范：护理分册［S］.北京：人民军医出版社,2012：29.

四、取无菌物品

吕玉芳

（一）取出包内部分物品

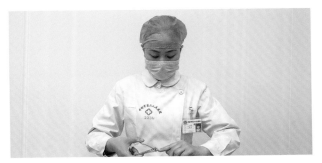

图1 衣帽整洁,修剪指甲,戴口罩

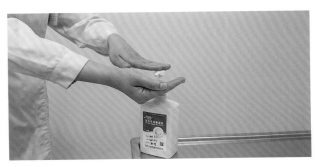

图2 进行卫生手消毒

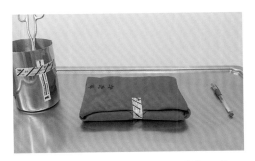

图3 用物准备：无菌持物钳、无菌物品、笔

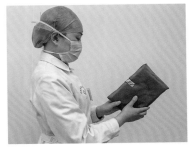

图4 检查并核对无菌包名称,灭菌日期, 有效期,灭菌标识,无潮湿或破损

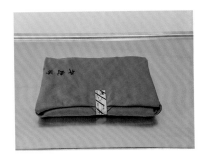

图5 无菌包平放在清洁干燥平坦处

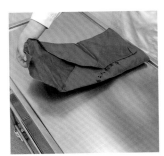 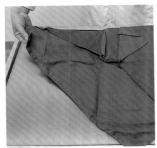 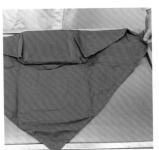

图6 手接触包布的四角外面,依次揭开(手不可触及包布内面)

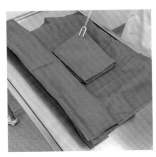

图7 无菌钳夹取所需物品,放在 无菌区(不可跨越无菌区)

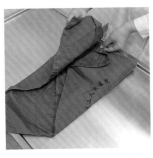

图8 按无菌包原折痕包好

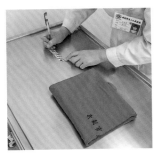 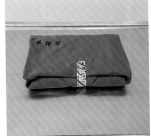

图9 记录开包日期及时间并签名

（二）取出包内全部物品

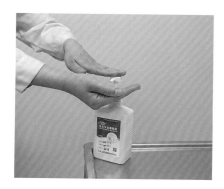

图1　进行卫生手消毒

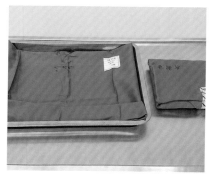

图2　用物准备：无菌区域、无菌物品

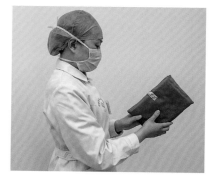

图3　检查并核对无菌包名称、灭菌日期、
　　　有效期、灭菌标识、无潮湿或破损

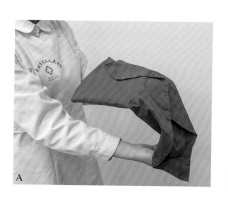

A

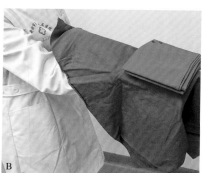

B

图4　将包托在手上，另一手打开包布四角
　　　（A、B）

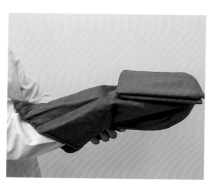

图5　将打开包布四角捏住

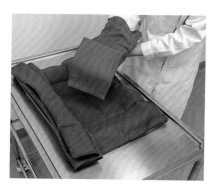

图6　稳妥地将包内物品放在无菌区内

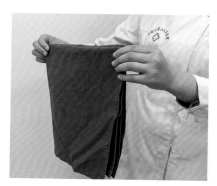

图7　将包布折叠放妥

—— 参 考 文 献 ——

李小寒,尚少梅.基础护理学[M].第5版.北京：人民卫生出版社,2012：94-95.

五、戴脱无菌手套流程

吕玉芳

（一）戴手套

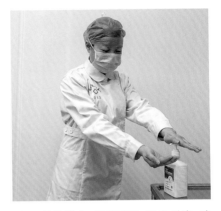

图1 着装整齐、修剪指甲，取下手表、洗手、戴口罩

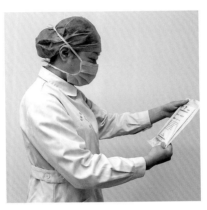

图2 检查无菌手套号码是否合适，灭菌日期，包装是否完整、干燥

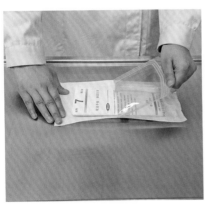

图3 将手套平放在清洁、干燥的治疗台上打开

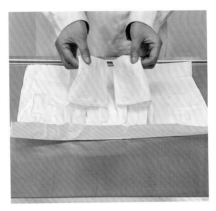

图4 两手掀开手套袋开口处，持翻折部分同时取出两只手套

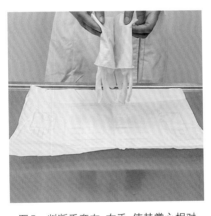

图5 判断手套左、右手，使其掌心相对

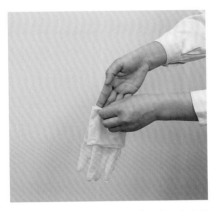

图6 一手捏住手套翻折部位，另一手对准手套五指戴上

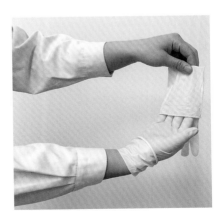

图7 再将戴手套的手指插入另一手套翻折内面，同法戴好

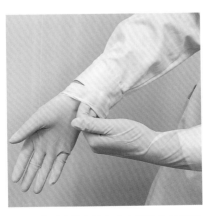

图8 将手套的翻边扣套在工作衣袖外面

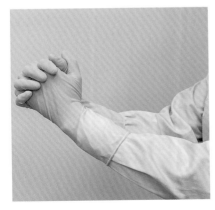

图9 调整手套，双手交叉相握，检查是否漏气

（二）脱手套

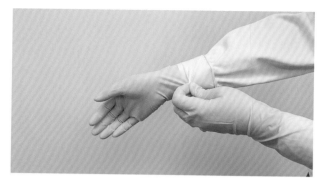

图1　用戴手套的手捏住另一只手套的边缘

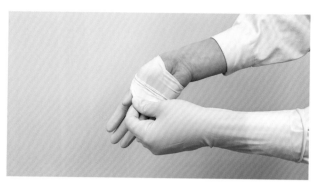

图2　将一只手套脱下

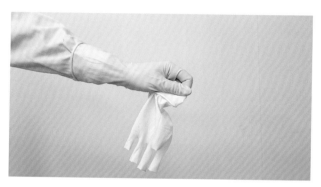

图3　戴手套的手握住脱下的手套

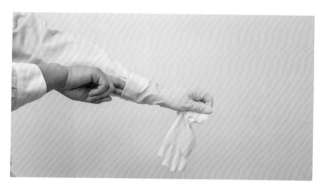

图4　用脱下手套的手两指插入另一手套的内面

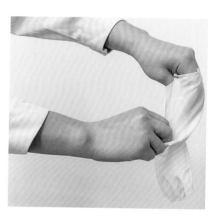

图5　将另一只手套脱下

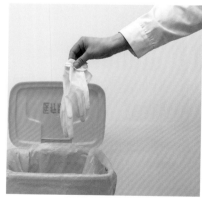

图6　用手捏住手套的内面将其丢入医疗废物容器内

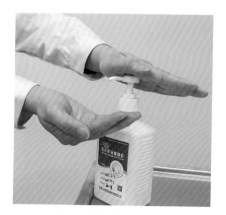

图7　再次进行手卫生

───── 参 考 文 献 ─────

李小寒,尚少梅.基础护理学[M].第5版.北京：人民卫生出版社,2012：99-102.

一、多重耐药菌定植、感染患者隔离法

范珊红　慕彩妮

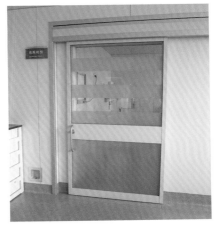

图1　将患者安置于单人隔离病房,条件受限时同种病原体感染患者可安置于同一病房

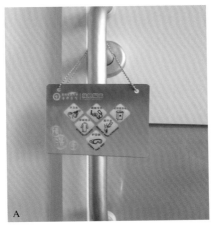

图3　设立隔离标志,床位悬挂快速手消毒剂;限制患者的活动范围,尽量减少访视(A、B)

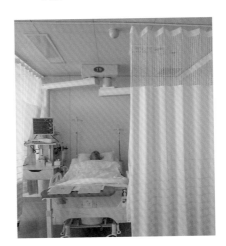

图2　仅能保证床边隔离时,应避免与免疫功能不全、有开放性伤口或长期住院的患者安置于同一病房;床间距应≥1.1 m,并拉上病床边的围帘

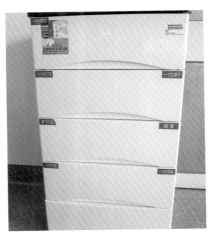

图4　在病室门口放置个人防护用品整理箱,箱内防护用品包括口罩、帽子、手套、一次性隔离衣、快速手消毒剂等

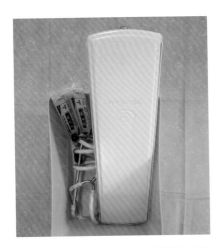

图5　一般诊疗用品专用,如听诊器、血压计、体温计、压舌板、止血带等应专用,不能专用的医疗装置应在每一位患者使用前后进行清洁和消毒

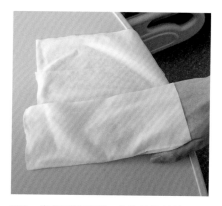
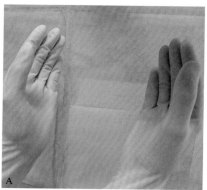

图6 病房环境消毒,尤其是频繁接触的物体表面应经常清洁消毒,每天至少1次

图7 医务人员接触隔离患者的血液、体液、分泌物、排泄物等物质时,应戴手套(A);离开隔离病室前、接触污染物品后应摘除手套,洗手或卫生手消毒(B)

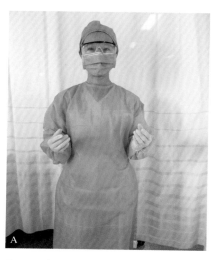
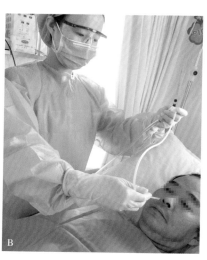
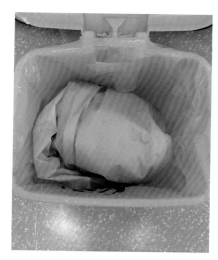

图8 医务人员进入隔离病室、从事可能污染工作服的操作时,应穿隔离衣(A);近距离操作如吸痰、插管等戴防护镜(B)

图9 医务人员离开病室前,脱下隔离衣,按要求悬挂,每天更换清洗与消毒;使用一次性隔离衣,用后按医疗废物处理

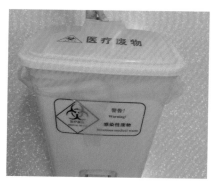
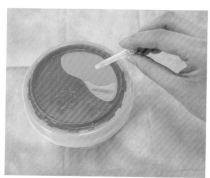

图10 医疗废物应使用防渗漏密闭容器运送,利器放入锐器盒

──── 参 考 文 献 ────

[1] 中华人民共和国卫生部.医院隔离技术规范[S].2009.

[2] 胡必杰,郭燕红,高光明,等.医院感染预防与控制标准操作规程(参考版)[M].上海:上海科学技术出版社,2010.

二、多重耐药菌定植、感染患者转运法

范珊红　慕彩妮

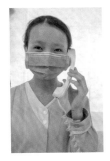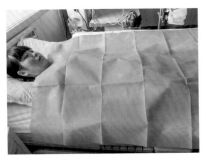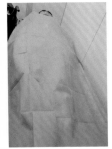

图1　电话告知转运目的地科室患者多重耐药菌定植/感染的相关信息及注意事项

图2　患者准备：用干净铺单覆盖患者的感染/定植部位，并将患者安置于轮椅或平车上

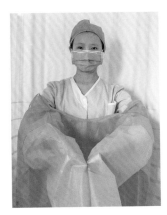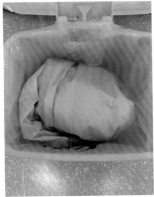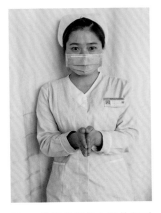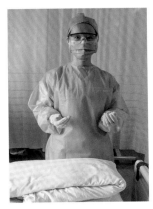

图3　转运前医务人员脱卸并丢弃受污染的个人防护用品

图4　转运前医务人员执行手卫生、戴外科口罩

图5　接诊科室医务人员穿戴个人防护用品，遵循"多重耐药菌定植/感染患者隔离法"处置患者

参 考 文 献

[1]中华人民共和国卫生部.医院隔离技术规范[S].2009.
[2]胡必杰,郭燕红,高光明,等.医院感染预防与控制标准操作规程(参考版)[M].上海:上海科学技术出版社,2010.

三、痰菌检阳性肺结核患者隔离

编写：陈志锦　摄影：区志宁

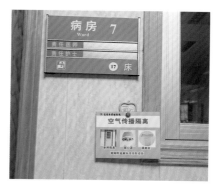

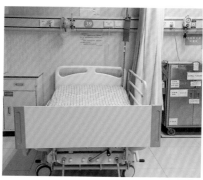

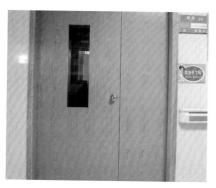

图1　单人隔离病房,悬挂空气隔离标识

图2　病房内应保持负压状态,每小时换气次数应在6~12次,空气在排向其他区域之前应经高效过滤处理。保持门窗关闭,尽量限制患者外出,确需外出时,参考"肺结核患者转运法"

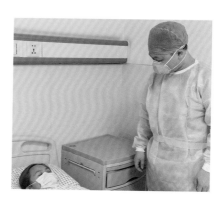

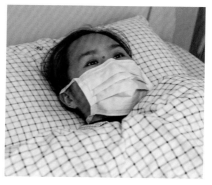

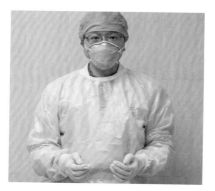

图3　限制家属探访

图4　确需探视时,探视者戴防护口罩,患者病情允许时戴外科口罩

图5　进入病房人员着装

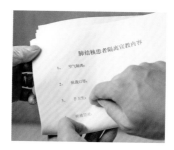

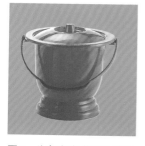

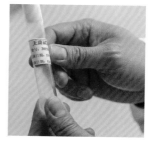

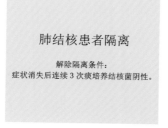

图6　对患者及其家属或陪人进行相关宣教工作

图7　为每名患者配备带盖痰盂或小桶

图8　痰标本使用无菌试管盛装,并胶塞密封

图9　解除隔离条件:症状消失后连续3次痰培养结核菌阴性

参 考 文 献

中华人民共和国卫生部.医院隔离技术规范［S］.2009.

四、飞沫传播患者隔离法

范珊红 慕彩妮

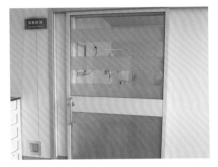

图1 将患者安置于单人隔离病房,条件受限时同种病原体感染患者可安置于同一病房

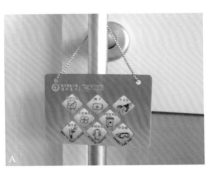

图2 悬挂飞沫隔离标识牌,单间隔离时标识牌悬挂于门上醒目位置,床旁隔离时悬挂于床头,床间距应≥1m,并拉上病床边的围帘(A、B)

图3 医护人员配备个人防护用品(外科口罩、帽子、手套、一次性隔离衣、护目镜),患者床尾悬挂快速手消毒剂

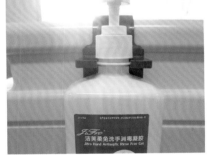

图4 一般诊疗用品,如听诊器、血压计、体温计、压舌板、止血带等应专用,不能专用的医疗装置(监护仪、吸痰器等)应在每一位患者使用前后进行清洁和消毒

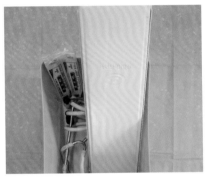

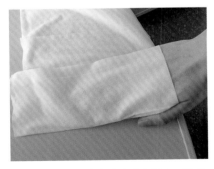

图5 采用合适消毒液或消毒湿巾对物体表面进行擦拭,每天至少一次,遇到污染时立即擦拭

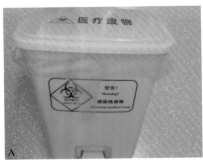

图6 医疗废物应使用防渗漏密闭容器运送,利器放入锐器盒(A、B)

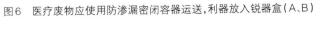

参 考 文 献

[1] 中华人民共和国卫生部.医院隔离技术规范[S].2009.
[2] 胡必杰,郭燕红,高光明,等.医院感染预防与控制标准操作规程(参考版)[M].上海:上海科学技术出版社,2010.

五、飞沫传播患者转运法

范珊红　慕彩妮

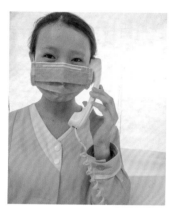

图1　电话告知转运目的科室患者飞沫传播的相关信息及注意事项,请目的地科室做好接诊准备工作

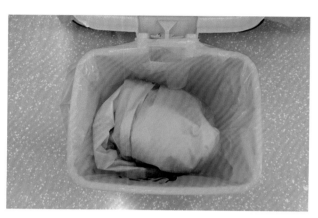

图3　转运前医务人员脱卸并丢弃受污染的个人防护用品

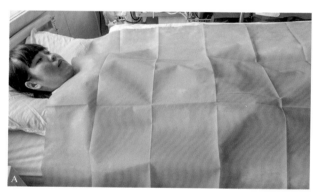

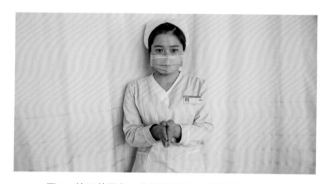

图4　转运前医务人员执行手卫生、戴外科口罩

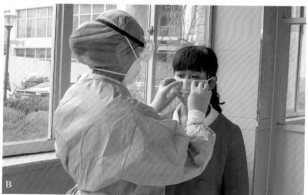

图2　用干净铺单覆盖患者的感染/定植部位,为患者戴外科口罩（A、B）

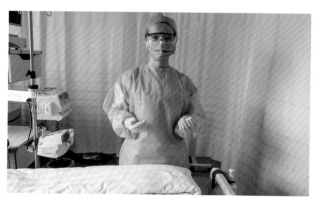

图5　接诊科室医务人员穿戴个人防护用品,遵循"飞沫传播患者隔离法"处置患者

参 考 文 献

［1］中华人民共和国卫生部.医院隔离技术规范［S］.2009.
［2］胡必杰,郭燕红,高光明,等.医院感染预防与控制标准操作规程(参考版)［M］.上海:上海科学技术出版社,2010.

六、骨髓移植患者隔离法

编写：陈志锦　摄影：区志宁

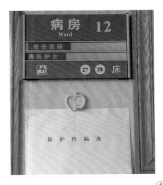 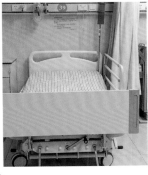 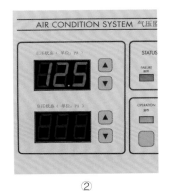 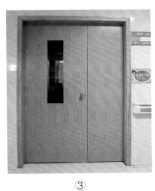

① ② ③

图1　专用保护性隔离病房，限制外出
图2　正压状态，气压差 > 12.5 PA。高效空气过滤器，对空气中直径大于0.3μm的颗粒过滤率大于99.98%，房间换气次数大于12次/小时，并定期进行保养
图3　骨髓移植患者隔离专用病房在收治骨髓移植患者后应保持门窗关闭状态；尽量减少外出，必须外出时，参考"骨髓移植患者转运法"

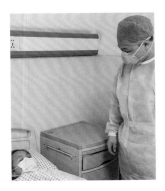 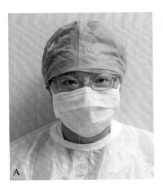 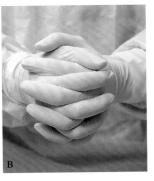

图4　限制家属探访

图5　根据患者的实际情况，医务人员在进入隔离病房之前，实施手卫生，选择隔离衣、手套、医用外科口罩等个人防护用品（A、B）

图6　宣教工作：对患者及其家属或陪同人员的宣教工作

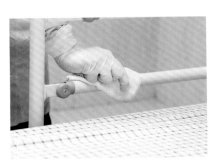 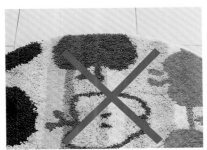 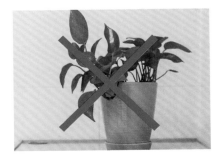

图7　每日进行清洁消毒工作，避免取用易起尘的清洁措施

图8　禁止在病房或走廊上铺地毯

图9　禁止摆放鲜花、干花或盘栽植物

参 考 文 献
---

［1］ Healthcare Infection Control Practices Advisory Committee. Guideline for Precaution：Preventing Transmission of Infectious Agents in Healthcare Settings［S］. 2007.

［2］ Antin JH. 感染预防与护理，外周血干细胞与骨髓移植手册［M］.韩明哲等译.北京：人民军医出版社,2011,10：54-59.

七、骨髓移植患者转运法

编写：陈志锦　摄影：区志宁

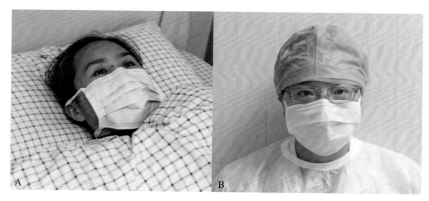

骨髓移植患者的相关信息及注意事项

患者情况：……

注意事项：

1、专用保护性隔离病房，禁止外出。

2、正压状态，气压差≥12.5 PA。

3、门窗密闭。

4、每日进行清洁消毒工作，避免取用易起尘的清洁措施。

5、禁止在病房或走廊上铺地毯。

6、禁止摆放鲜花、干花或盆栽植物。

7、科室医务人员要戴医用外科口罩。

8、洗手5个重要时刻。

图1　告知转运目的地科室骨髓移植患者的相关信息及注意事项

图2　转运前，患者及转运人员和目的地科室医务人员要戴医用外科口罩(A、B)

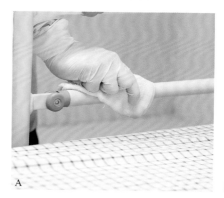
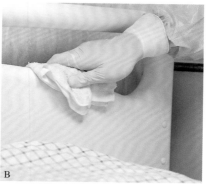
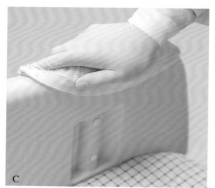

图3　转运前，对床栏、床头、床尾进行清洁消毒(A～C)

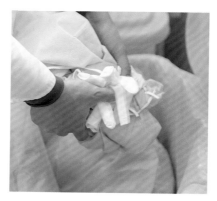
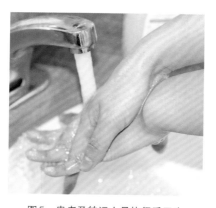
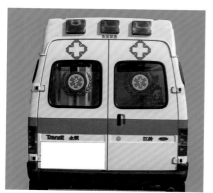

图4　转运前，医务人员脱卸和丢弃受污染的个人防护用品

图5　患者及转运人员执行手卫生

图6　若需转院，须用密封救护车

参考文献

Healthcare Infection Control Practices Advisory Committee. Guideline for Precaution：Preventing Transmission of Infectious Agents in Healthcare Settings［S］: 2007.

一、含氯消毒剂配制法

编写：张丽娜　摄影：任乐乐

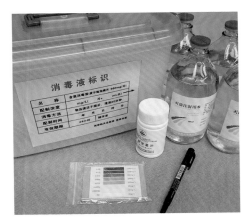

图1　物品准备

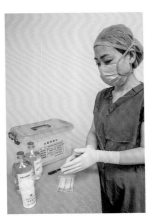

图2　人员准备

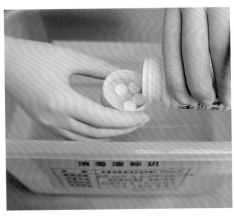

图3　片剂配制，按所需配置溶液浓度取消毒片，加入自来水，混匀

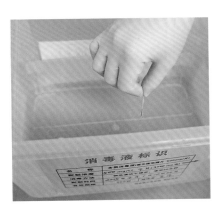

图4　配置好后进行浓度监测

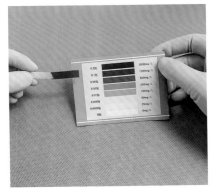

图5　30秒内在自然光下与标准色块比对，读出对应颜色有效浓度值。超过1分钟，颜色显示失效。当有效浓度大于标准色块最大浓度值时，先适当稀释再进行检测，所读有效浓度值乘以稀释倍数即为消毒剂溶液有效浓度

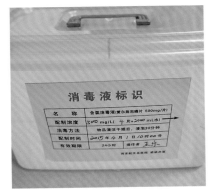

图6　密闭容器保存，标明配制时间，使用时限≤24小时

参 考 文 献

［1］中华人民共和国卫生部.WS/T 367-2012 医疗机构消毒技术规范［S］.2012.
［2］蔡跃,付晔,李琰等.含氯消毒剂有效氯测定方法探讨［J］.中国卫生检验杂志,2009,19（12）:2816.

二、戊二醛消毒液配制法

编写：施红梅 王 超 摄影：施健美 施红梅 王 超

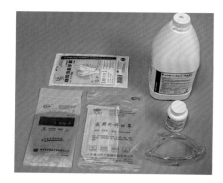

图1 物品准备

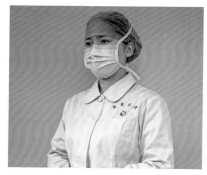

图2 人员准备

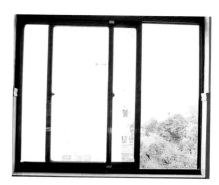

图3 环境准备,开窗通气,保持空气流通

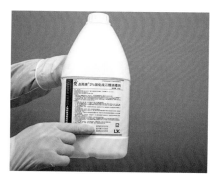

图4 检查戊二醛消毒液的生产日期及有效期

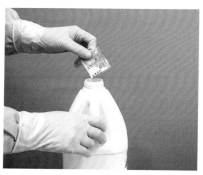

图5 加入pH调节剂(A剂——碳酸氢钠),摇匀

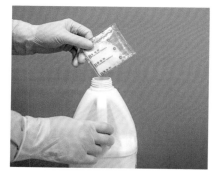

图6 加入除锈剂(B剂——亚硝酸钠),摇匀

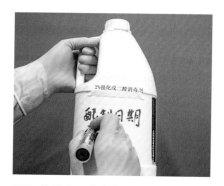

图7 注明戊二醛消毒液的配制日期及有效使用期

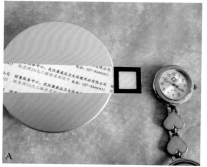

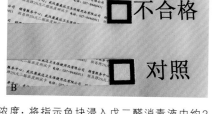

图8 A.检测配制的戊二醛消毒液的有效浓度：将指示色块浸入戊二醛消毒液中约2秒,取出,色块面朝上,置于瓶盖上5~8分钟;B.判读结果,均匀黄色溶液浓度在1.8%~2.2%,若全部或仍有部分白色,溶液浓度＜1.8%

注意事项：① 在室温条件下,加入碳酸氢钠和亚硝酸钠后的戊二醛消毒液最多可连续使用14天。② 浓度测试卡开瓶后在120天内用完(或在产品注明的有效期内使用),不同浓度的消毒剂应使用相应浓度的测试卡。③ 在温度25℃~30℃环境中使用。

三、过氧乙酸消毒液配制法

编写：殷 娅 谢多双 摄影：殷 娅

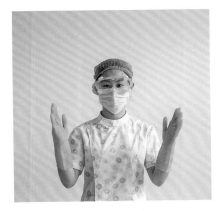

图1 人员准备

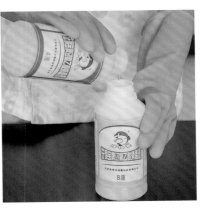

图2 将过氧乙酸A液加入到B液

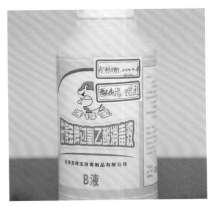

图3 将过氧乙酸合成液混合均匀，标注并放置24小时

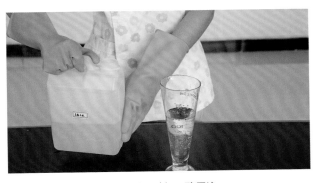

计算公式：

$$c_1 \times V_1 = c_2 \times V_2 \quad (C\ 浓度\quad V\ 体积)$$

原液用量：$V_1 = (c_2 \times V_2) / c_1;$

去离子水（V_3）用量：$V_3 = V_2 - V_1;$

图4 计算所配置浓度所需水和过氧乙酸合成液的用量

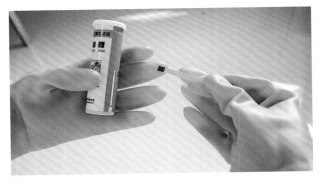

图5 稀释过氧乙酸原液

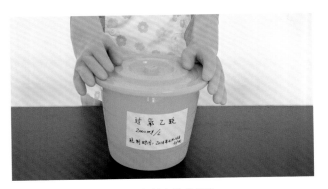

图6 浓度检测

图7 加盖存放并标注

— 参 考 文 献 —

［1］中华人民共和国卫生部.WS/T367-2012医疗机构消毒技术规范［S］.2012.
［2］杨华明,易滨.现代医院消毒学［M］.北京：人民军医出版社,2008.

四、酸性氧化电位水使用方法

编写：谢多双　摄影：王　慧　谢多双

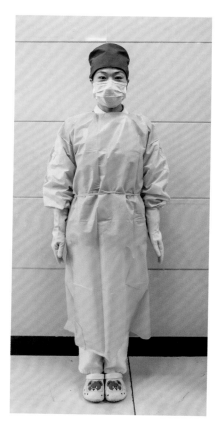

图1　人员着装

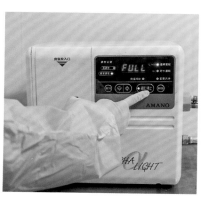

图2　启动酸性氧化电位水生成器

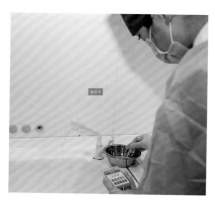

图3　检测氧化还原电位、pH和有效氯浓度

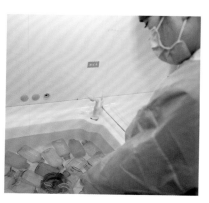

图4　酸性氧化电位水的使用

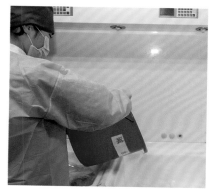

图5　酸水排放后处置

　　注意事项：① 尽量现制备现用，如需储存应选用避光、密闭、硬质聚氯乙烯材质制成的容器。室温下贮存不超过3天。② 有效氯含量（60±10）mg/L，pH值范围2.0~3.0，氧化还原电位（ORP）≥1 100 mV可以使用。

─────────────── 参 考 文 献 ───────────────

［1］中华人民共和国卫生部.WS/T367-2012医疗机构消毒技术规范［S］.2012.
［2］杨华明,易滨.现代医院消毒学［M］.北京：人民军医出版社,2008.

五、煮沸消毒法

徐光琴　王华英　张　蓉　杜迎春

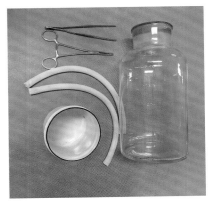

图1　煮沸消毒法适用范围：金属、玻璃制品、餐饮具、织物或其他耐热、耐湿物品的消毒

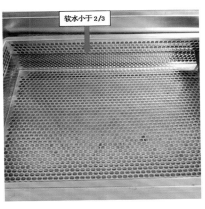

图2　煮沸消毒器内加软水至容器的2/3以下

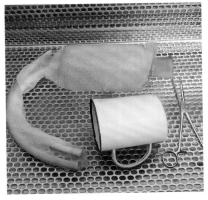

图3　可拆卸物品拆开至最小单位，玻璃容器用纱布包裹，管腔器械灌注水完全浸没于水中，橡胶类物品用纱布包裹水沸后放入

图4　关闭锅盖，打开电源，水沸后开始计时，维持消毒时间≥15 min。中途加入物品应重新计时，为了防锈或增效，可加入适量碳酸（1%）

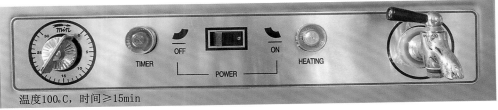

温度100℃，时间≥15min

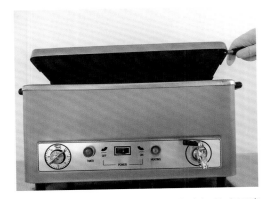

图5　冷却到40℃以下打开锅盖，戴手套，取出已消毒物品

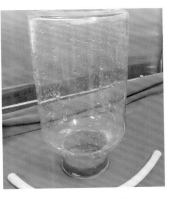

图6　干燥已消毒物品

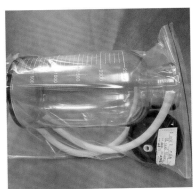

图7　密封袋包装，贴消毒标签备用

注意事项：常规消毒≥15 min。高原地区海拔高度每增加300 m应延长煮沸时间2 min，或采用压力锅煮沸消毒10 min。

参考文献

［1］中华人民共和国卫生部.WS/T 367-2012医疗机构消毒技术规范［S］.2012.
［2］杨华明,易滨.现代医院消毒学［M］.北京：人民军医出版社,2008：73-74.

医疗设备仪器清洁消毒

一、软式内镜手工清洗消毒

范珊红　慕彩妮

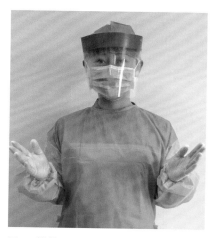

图1　操作人员着装规范,穿防水衣,戴帽子口罩和手套

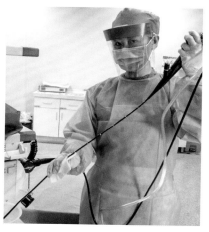

图2　内镜使用后立即用纱布擦拭外表面污物,并反复送气送水10秒;取下内镜装好防水帽至合适的容器中送至清洗消毒室

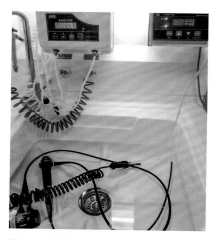

图3　内镜轻放于水槽内,再次检查防水帽有无盖紧,连接测漏器进行内镜测漏

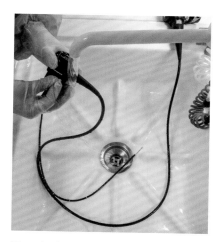

图4　初洗1:将内镜放入初洗水槽,在流动水下用纱布反复擦洗镜身及操作部,纱布一用一更换

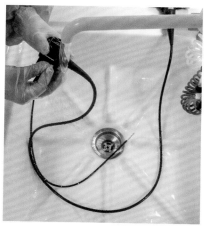

图5　初洗2:取下活检口阀、吸引器按钮和送气送水按钮,用清洁毛刷刷洗各管道口,再分别刷洗活检孔道、吸引孔道、导光软管的吸引器管道,刷洗时必须两头见刷头,并清洗刷头上污垢;清洗刷一用一消毒

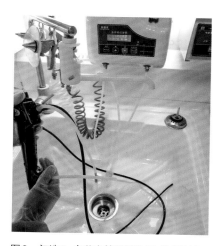

图6　初洗3:安装全管道灌流器、管道插塞、防水帽和吸引器,用吸引器反复抽吸活检孔道;全管道灌流器接50ml注射器,吸清水注入送气、送水管道;用吸引器吸干活检孔道的水分并擦干镜身;将取下的吸引器按钮、送气送水按钮和活检入口阀用清水冲洗干净并擦干

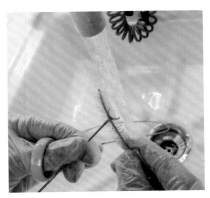

图7　初洗4：内镜附件如活检钳、细胞刷、切开刀、导丝、碎石器、网篮、造影导管、异物钳等用小刷刷洗钳瓣内面和轴节处，清洗后擦干

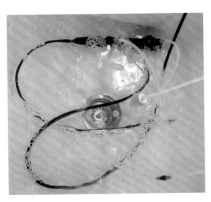

图8　酶洗1：将擦干的内镜置于酶洗槽内，用注射器抽吸多酶洗液100 ml，冲洗送气送水管道，用吸引器将酶洗液吸入活检孔道，浸泡2~5分钟，操作部用多酶洗液擦拭；酶洗液一镜一更换

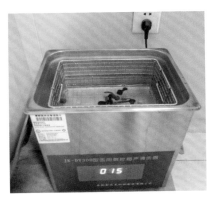

图9　酶洗2：擦干内镜附件、各类按钮、阀门用多酶洗液浸泡；内镜附件（活检钳、细胞刷、切开刀、导丝等）应在超声清洗机内清洗5~10分钟

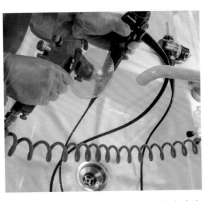

图10　次洗：用高压水枪或注射器冲洗内镜各管道；同时冲洗内镜的外表面；用气枪向各管道冲气干燥，用纱布擦干内镜外表面

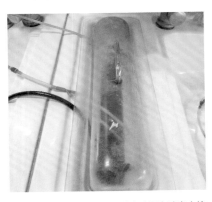

图11　消毒或灭菌：采用消毒液浸泡消毒内镜时，应将清洗擦干后的内镜置于消毒槽内全部浸没在消毒液中，各孔道用注射器灌满消毒液；消毒时间参见要求

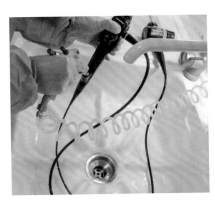

图12　末洗：更换手套将内镜从消毒槽取出，用气枪向各管腔注气去除消毒液。使用过滤水，用纱布彻底清洗

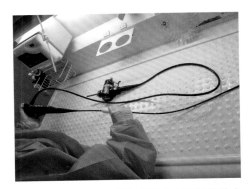

图13　干燥：擦干内镜外表面，吹干各孔道的水分；用75%乙醇或洁净压缩空气进行干燥

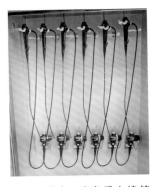

图14　储存：消毒后内镜储存于储镜柜或储镜房内，灭菌后的内镜及附件应按无菌物品储存要求进行储存

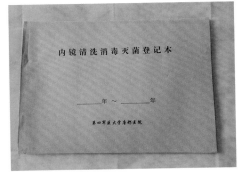

图15　登记：内镜清洗消毒登记内容包括：日期、患者姓名、内镜编号、清洗消毒起止时间、操作人签名等

<hr>

参　考　文　献

中华人民共和国卫生部.内镜清洗消毒技术规范［S］.2004.

二、呼吸机清洁消毒

王 超

（一）清洗消毒机

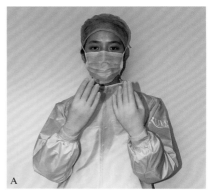

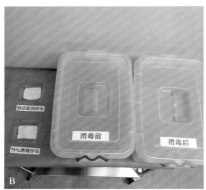

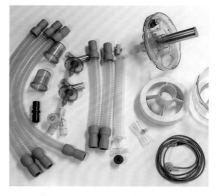

图1 消毒前准备。A. 人员准备：防水服、口罩、帽子、手套；B. 物品准备：湿润的纱布若干块、75%乙醇纱布若干块、可密封箱2个

图2 用75%乙醇擦拭呼吸机表面

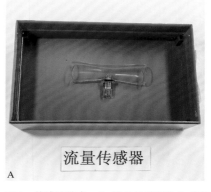

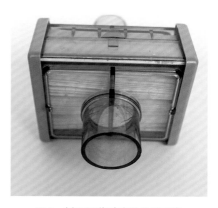

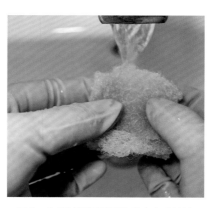

图3 将呼吸机需消毒的外置回路拆开后一一摆放，部件包括：螺纹管、湿化器、流量传感器、温度传感器

图4 传感器消毒。A. 流量传感器放入盛有75%乙醇的容器内加盖浸泡消毒；B. 温度传感器采用75%乙醇纱布擦拭消毒

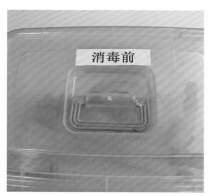

图5 拆下细菌过滤器予以更换

图6 空气过滤网采用流动自来水清洗

图7 湿化罐及螺纹管放置在专用密闭容器中，由消毒供应中心集中回收

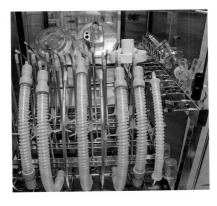

图8 湿化罐及螺纹管采用自动清洗消毒机进行清洗消毒

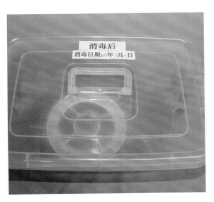

图9 将所有清洗消毒干燥后的外置回路和湿化罐装入密封箱内保存备用

（二）手工清洗

第1~7步与"（一）清洗消毒机"清洗消毒同。

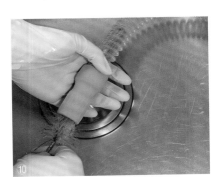

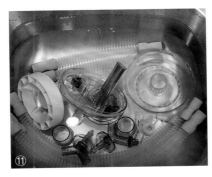

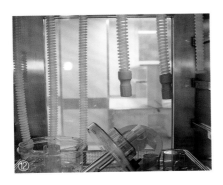

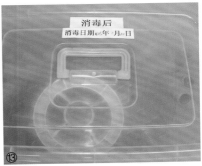

图10 操作人员穿戴防护用品在水面下清洗外置管路

图11 操作人员将彻底清洁干净的外置管路浸泡于消毒剂内，管路不应有死弯，中空物品腔内不应有气泡存在；强调加盖浸泡

图12 消毒后的外置管路有序排放在干燥箱内干燥

图13 将所有清洗消毒后的外置回路装入清洁密封箱内密闭保存备用

说明：

1. 呼吸机内置回路应由工程师按照各厂商的要求定期保养维修，定期更换呼吸机的皮囊、皮垫、细菌过滤器等，并将每一次更换的消耗品名称和更换时间进行登记，建立档案，以备核查。

2. 呼吸机外置管路的消毒应根据各医院的具体情况选择2%戊二醛、含氯制剂、酸化水等浸泡消毒方法，亦可单独封装后选用环氧乙烷灭菌。

参 考 文 献

［1］中华人民共和国卫生部.呼吸机临床应用［S］.2012：12-14.

［2］北京市卫生局.北京市呼吸机清洗、消毒指南（试行）［J］.中国护理管理，2006,6（6）：8-10.

［3］中华人民共和国卫生部.医院消毒供应中心第2部分：清洗消毒及灭菌技术操作规范［S］.2009.

三、简易呼吸气囊清洁消毒

编写：徐光琴　王华英　张　蓉　杜迎春　摄影：徐光琴

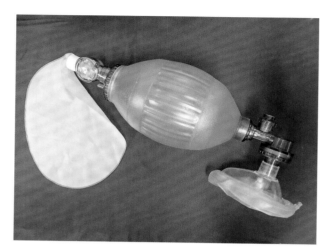

图1　用物准备

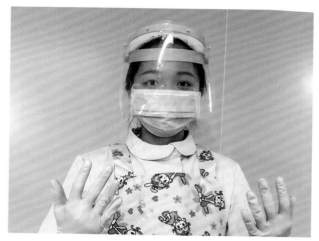

图2　人员着装

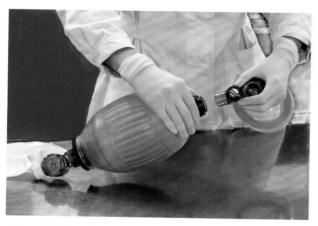

图3　将呼吸气囊的球囊、面罩、鸭嘴阀、进气阀、氧气储气袋、连接头等拆卸分离

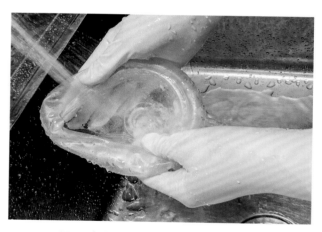

图4　流动水冲洗鸭嘴阀、塑料连接头、面罩

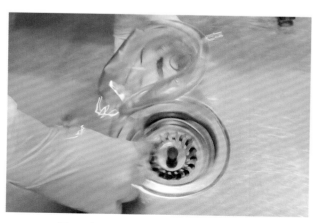

图5　酶洗液刷洗鸭嘴阀、塑料连接头、面罩

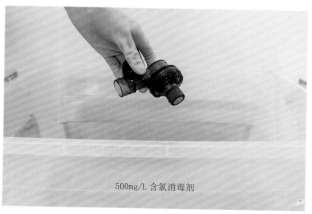

500mg/L 含氯消毒剂

图6　鸭嘴阀、塑料连接头、气垫型面罩等，用含有效氯500 mg/L含氯消毒剂浸泡消毒30分钟

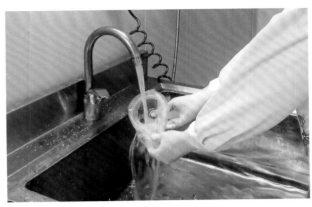

图7 更换手套,软水漂洗鸭嘴阀、塑料连接头、面罩以去除消毒剂

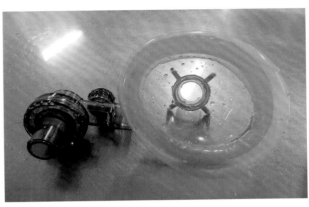

图8 擦拭晾干或高压气枪吹干鸭嘴阀、塑料连接头、面罩等

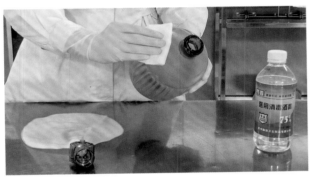

图9 不能浸泡清洗消毒的球囊、氧气储气袋、硅胶面罩等,使用75%乙醇擦拭消毒外表面

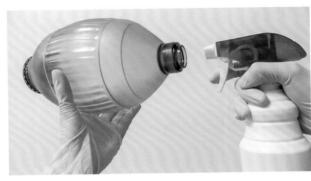

图10 球囊内表面用60 g/L过氧化氢(或5 000 mg/L过氧乙酸或500 mg/L二氧化氯等)喷雾消毒密闭作用60分钟。有条件的可置于臭氧消毒柜内消毒30分钟

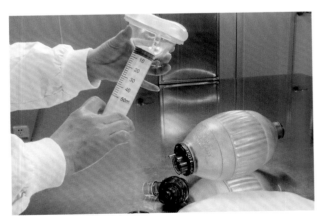

图11 检查、测试、部件组装

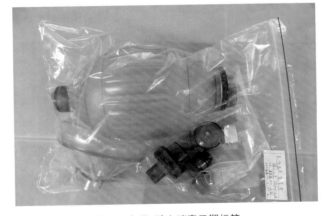

图12 包装、贴上消毒日期标签

注意事项:① 储氧袋及硅胶面罩只能乙醇擦拭,禁用含氯消毒剂浸泡消毒。② 浸泡消毒后的部件应使用软水漂洗,完全干燥后才可保存备用,且备用时间有效期不超过7天。

参 考 文 献

[1] 杨华明,易滨.现代医院消毒学[M].北京:人民军医出版社,2008:112-122.
[2] 陆爱武,王媚.四种消毒方式对简易呼吸囊的灭菌效果评价[J].J South Med Univ,2013,33(7):1067-1070.

四、呼吸面罩清洁消毒

编写：徐光琴　王华英　张　蓉　杜迎春　摄影：徐光琴

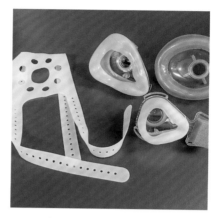

图1　物品准备：各型呼吸面罩、固定带

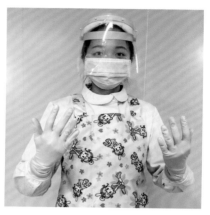

图2　人员着装

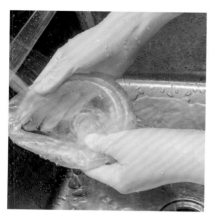

图3　流动水冲洗呼吸面罩

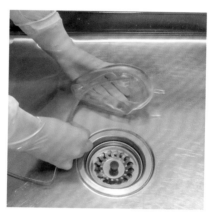

图4　酶洗液刷洗呼吸面罩

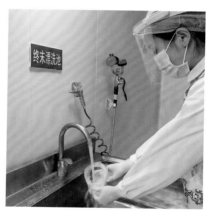

图5　软水漂洗呼吸面罩

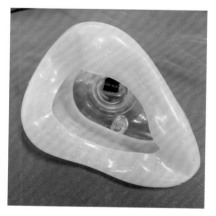

图6　晾干（或擦干）呼吸面罩

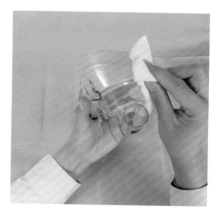

图7　75%乙醇纱布擦拭消毒

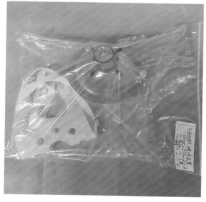

图8　检查包装，贴上消毒日期标签

注意事项：① 硅胶呼吸面罩、小儿呼吸面罩不可使用含氯消毒剂浸泡消毒；② 清洗后要晾干。

五、麻醉机清洁消毒

编写：谢多双　摄影：谢多双　李　芸

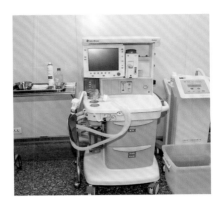

图1　备齐用物

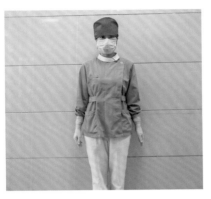

图2　人员规范着装

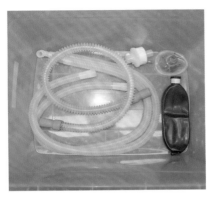

图3　拆卸麻醉机回路中可拆卸组件，分类处置

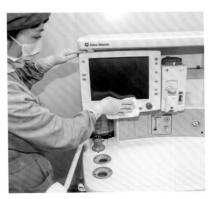

图4　清洁麻醉机表面

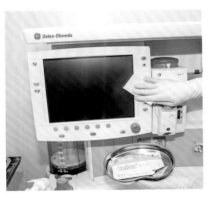

图5　消毒麻醉机表面

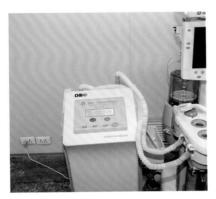

图6　麻醉机内部回路消毒

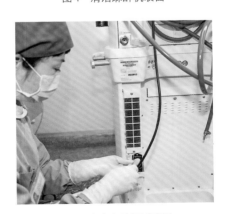

图7　清洗麻醉机过滤网

参 考 文 献

［1］杨华明，易滨.现代医院消毒学［M］.北京：人民军医出版社，2008.
［2］胡必杰，郭燕红，高光明，等.医院感染预防与控制标准操作规程（参考版）［M］.上海：上海科学技术出版社，2010.

六、咽喉镜清洗消毒

编写：吕玉芳 杜迎春 摄影：徐光琴

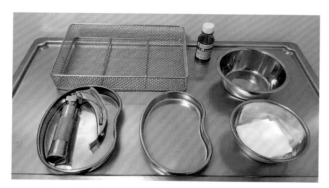

图1 物品准备：篮筐、治疗碗、弯盘、纱布、75%乙醇

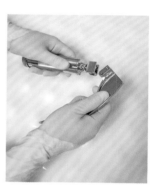

图2 分离电筒与喉镜

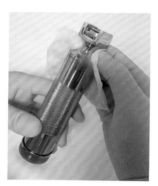

图3 用拧干水的纱布擦拭电筒的外表面

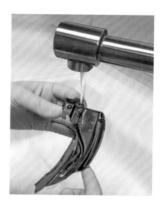

图4 扭紧灯泡，用流动水向下冲洗干净镜片，避免灯泡接头处进水

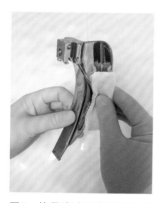

图5 使用清洁纱布擦干各个部位

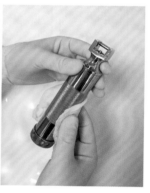

图6 操作人员换手套后，用75%乙醇纱布擦拭外表面

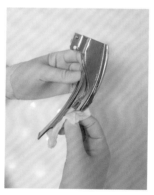

图7 拧下灯泡，用75%乙醇纱布擦拭，包括灯泡及其安装部位

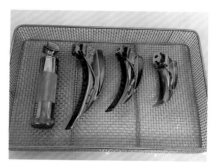

图8 待干燥后再次进行擦拭消毒

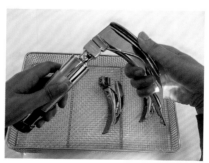

图9 待完全干燥，操作人员手消毒后组装，检查完好

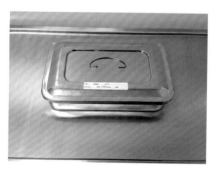

图10 放置于消毒容器内，容器外贴消毒标识（项目包括名称、消毒者、消毒时期和失效期）

七、雾化器清洁消毒

徐光琴 王华英 张 蓉

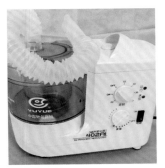

图1 物品准备：雾化器、75%乙醇、清洗软毛刷、擦拭巾（或消毒湿巾）、酶洗剂、可密封清洁袋

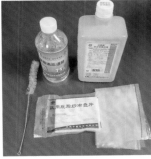

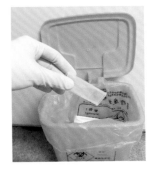

图2 人员准备

图3 关闭电源或氧气源，拆卸设备至最小单位，丢弃哈嘴

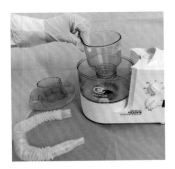

图4 拆卸螺纹管、贮药罐等至最小单位

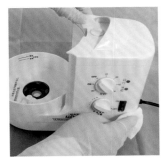

图5 不能拆卸清洗部分用75%乙醇擦拭消毒

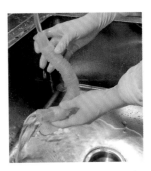

图6 流动水下冲洗螺纹管、贮药罐

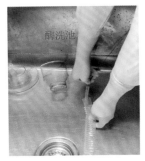

图7 必要时使用酶洗剂刷洗螺纹管

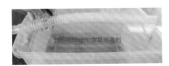

图8 必要时，用含有效氯250~500 mg/L的含氯消毒剂浸泡30分钟消毒

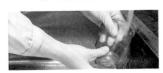

图9 软水漂洗螺纹管、贮药罐

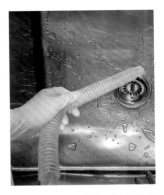

图10 高压气枪吹干螺纹管水分，无菌纱布擦干贮药罐

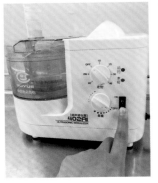

图11 药罐安装到机子上备用，螺纹管干燥包装并贴消毒日期标签备用，保存期≤7天

参 考 文 献

［1］中华人民共和国卫生部.WS/T 367-2012医疗机构消毒技术规范［S］.2012.
［2］杨华明,易滨.现代医院消毒学［M］.北京：人民军医出版社,2008.

八、血压计清洁消毒

编写：施红梅　摄影：施健美　施红梅

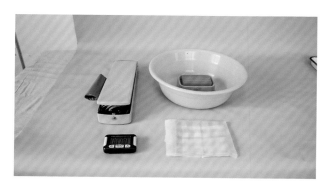

图1　物品准备

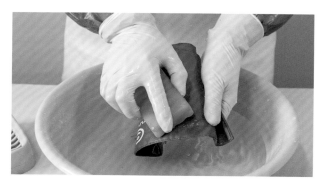

图2　清洗未被血液、体液、多重耐药菌污染的血压计袖带,晾干备用

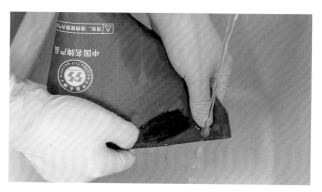

图3　去除袖带上污染的血迹并用清洁剂清洗

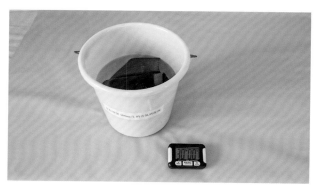

图4　消毒被血液、体液、多重耐药菌污染的袖带并清洗晾干备用

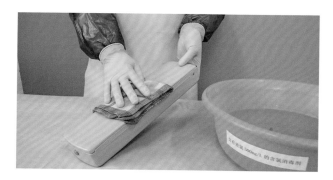

图5　擦拭消毒血压计表面,30分钟后清水擦拭

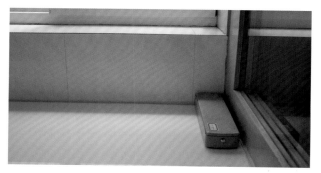

图6　消毒后放置于固定位置的血压计

注意事项：① 血压计及袖带保持清洁,定期清洗。② 被血液、体液污染时随时清洗并消毒。③ 多重耐药菌感染者专人专用,每周清洁消毒2次或每次用后清洗消毒。

参 考 文 献

［1］中华人民共和国卫生部.WS/T 367-2012医疗机构消毒技术规范［S］.2012.
［2］胡必杰,倪晓平,覃金爱.医院环境物体表面清洁与消毒最佳实践［M］.上海：上海科学技术出版社,2012.

九、眼压计清洁消毒

编写：徐光琴　王华英　张　蓉　杜迎春　摄影：徐光琴

（一）接触式眼压计

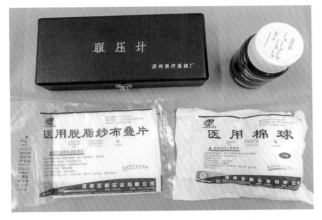

图1 用物准备：接触式眼压计（压陷眼压计）、75％乙醇、无菌棉球、无菌纱布

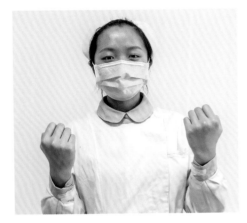

图2 工作服和人员准备

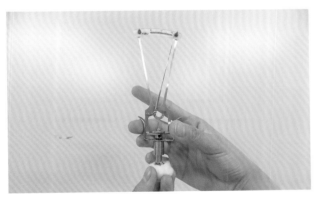

图3 测试操作前，75％乙醇棉球消毒眼压计足板，待其完全干燥后操作

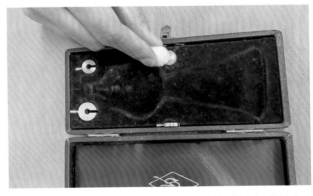

图4 测试操作前，75％乙醇棉球消毒眼压计标准试盘，待其完全干燥后操作

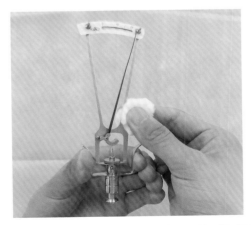

图5 测试操作后，75％乙醇棉球擦拭消毒眼压计足板、标准试盘及眼压计其他部分，或使用眼压计紫外线消毒装置进行消毒

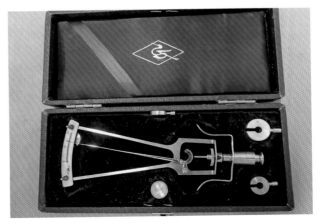

图6 整理用物，手卫生

（二）非接触式眼压计

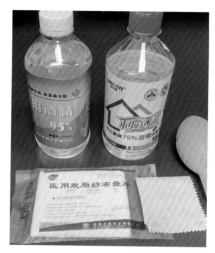

图1　物品准备：75%乙醇、95%乙醇、纱布、拭镜纸、吸耳球

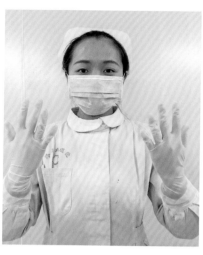

图2　人员准备：工作服、帽子、口罩、手套

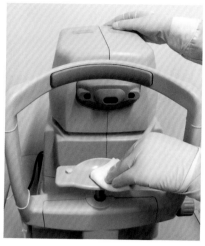

图3　测试完毕关机前，用75%乙醇擦拭颌托、额头架、手持架等物体表面。使用含氯消毒剂消毒时，需用清水擦拭清除消毒剂

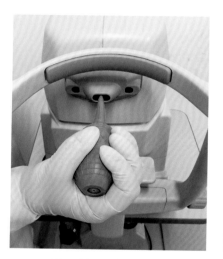

图4　用吸耳球吹去灰尘

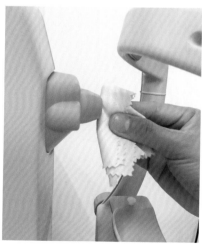

图5　以拭镜纸蘸95%的乙醇小心擦拭清洁

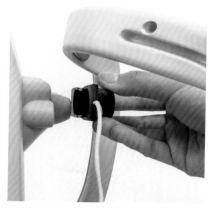

图6　调整眼压计并对准中线、关机、盖上镜头盖，整理用物，手卫生

───── 参 考 文 献 ─────

杨华明,易滨.现代医院消毒学［M］.北京:人民军医出版社,2008.

十、微量泵清洁消毒

徐光琴 王华英 张 蓉

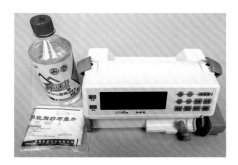

图1 微量泵、75%乙醇、纱布

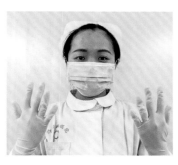

图2 人员着装

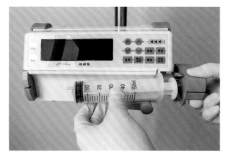

图3 断开电源,将注射器与微量泵分离

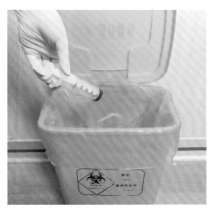

图4 注射器分类放入医疗废物桶

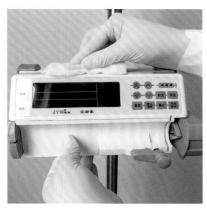

图5 常规清洁后,75%乙醇(或含有效氯250 mg/L含氯消毒剂)擦拭消毒微量泵表面,用含氯消毒剂擦拭消毒30分钟后清水毛巾擦拭去除消毒剂

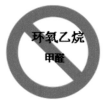 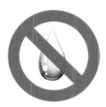 

禁止使用环氧乙烷、甲醛,避免水或消毒液溅落在泵内,抹布不宜过湿

图6 禁用气体(ETO)或甲醛对仪器进行消毒,避免水或消毒剂渗入泵内,抹布不宜过湿

参 考 文 献

[1] 杨华明,易滨.现代医院消毒学[M].北京:人民军医出版社,2008:112-122.
[2] 胡必杰,倪晓平,覃金爱.医院环境物体表面清洁与消毒最佳实践[M].上海:上海科学技术出版社,2012:86-89.

十一、血液透析机清洁消毒

编写：施红梅　摄影：施健美　施红梅

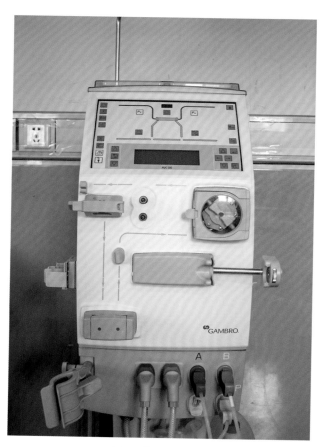

图1　待消毒透析机

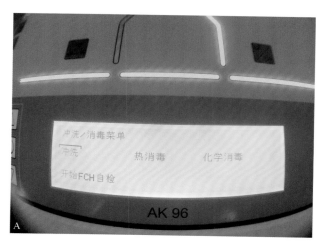

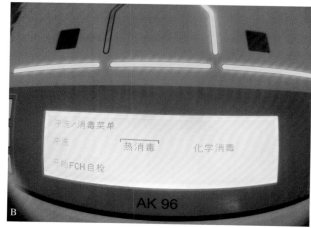

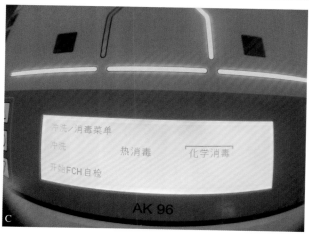

图3　透析机内部消毒：冲洗、热消毒、化学消毒(A、B、C)

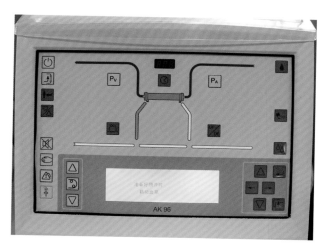

图2　透析机操作显示屏

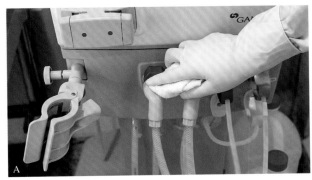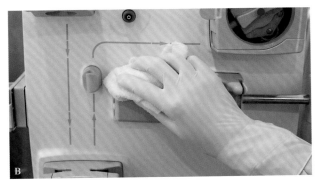

图4　未被血液污染的透析机表面采用浸有效氯500 mg/L消毒剂擦拭,30分钟后再用清水擦拭,或使用75%乙醇一步法擦拭(A、B)

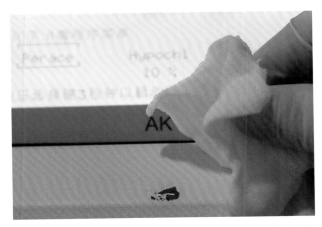

图5　有血液污染时先使用吸湿材料消除血液,再采用图4方法消毒

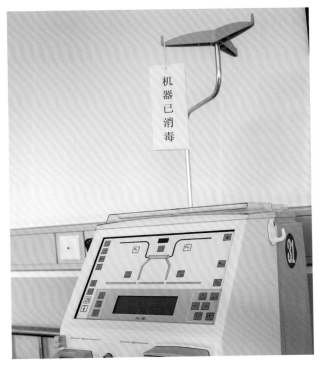

图6　透析机消毒后备用

　　注意事项:① 根据透析机的操作手册,本单位机器的使用频率,机器清洁消毒的要求(如脱钙、去除有机物、消毒),使用消毒剂的品种,设计合理的组合消毒方式,并形成"周事表"。② 每一种消毒组合,根据透析机的操作手册制作流程图。如冲洗流程,热消毒流程,化学消毒流程等。③ 透析时,如发生破膜、传感器渗漏,在透析结束时应立即执行化学消毒程序。④ 如果机器计划停用超过七天,至少每七天执行一次加热消毒方案,并在治疗前执行加热消毒方案。⑤ 如执行"机器中灌注适当化学消毒剂"方案,则在机器上悬挂"机器正在消毒"字样。

参 考 文 献

中华人民共和国卫生部.血液净化标准操作规程[S].2010.

十二、B超机及探头清洁消毒

范珊红　慕彩妮

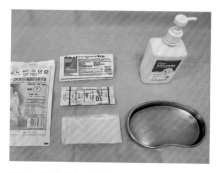

图1　物品准备：擦拭巾数块、清水、清洁剂、纸巾、消毒型医用超声耦合剂、500 mg/L含氯消毒剂。操作人员准备：穿工作服、戴乳胶手套

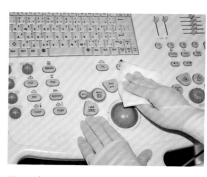

图2　每天对B超机外表面进行清洁，用清水布巾擦拭外表面，重点为频繁接触的操作按键等部位

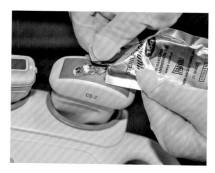

图3　采用具耦合功能的消毒凝胶或消毒型医用超声耦合剂进行探头消毒

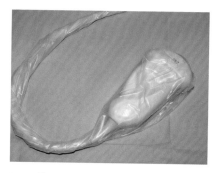

图4　接触患者破损皮肤、黏膜或经食管、阴道、直肠等体腔进行超声检查的探头，检查时采用薄膜隔离技术，一用一更换，并使用消毒型医用超声耦合剂

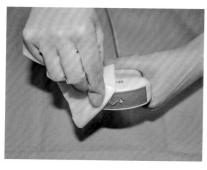

图5　探头使用后，用清洁纸巾去除探头上的耦合剂（超声凝胶）

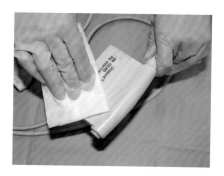

图6　从超声系统拔下探头，去除所有附件，使用软布浸清洁剂溶液，轻轻蘸除探头、连线、插头上的颗粒物或体液，用软毛刷清洁插头金属表面

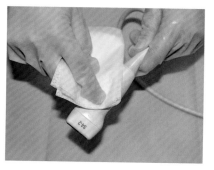

图7　使用探头专用消毒湿巾清洁消毒探头

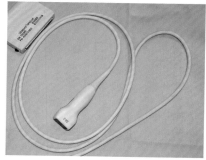

图8　探头自然干燥。检查探头无受损后安装使用

参 考 文 献

［1］卫计委.基层医疗机构医院感染管理基本要求［S］.2013.

［2］中华人民共和国卫生部.WS/T 367-2012医疗机构消毒技术规范［S］.2012.

十三、B超穿刺架清洗消毒灭菌

赵 岚

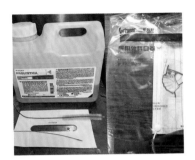

图1 物品准备

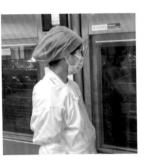

图2 人员准备

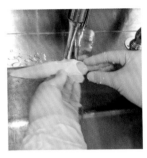

图3 采用手工清洗。先用
清水冲洗,水温低于
29℃,附件拆至最小化

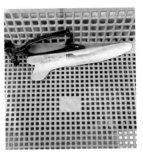

图4 酶洗

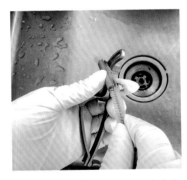

图5 专用毛刷洗管腔,用水枪冲洗

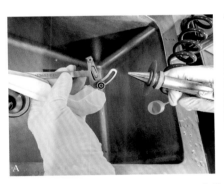

图6 干燥。A.用气枪干燥管腔;B.干燥箱干燥

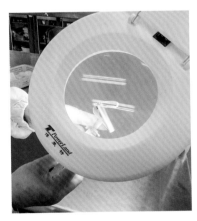

图7 检查清洗质量

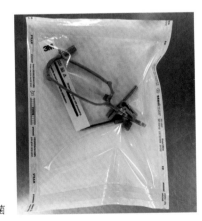

图8 包装和灭菌

注意事项:① 器械表面及其关节处应光洁,无血渍、污渍、水垢等残留物质和锈斑;功能完好,无损毁。② 清洗用水的水温及洗涤剂应遵循生产厂家提供的使用说明或指导手册。

参 考 文 献

[1] 卫生部.WS 310.2-2009医院消毒供应中心第2部分:清洗消毒及灭菌技术操作规范[S].2009.
[2] 卫生部.WS 310.3-2009医院消毒供应中心第3部分:清洗消毒及灭菌效果监测标准[S].2009.

十四、阴道活检钳清洗消毒灭菌

徐光琴　王华英　张　蓉

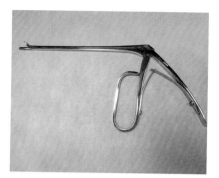

图1　物品准备：阴道活检钳

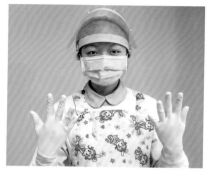

图2　人员着装

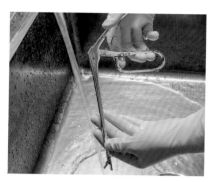

图3　流动水冲洗阴道活检钳

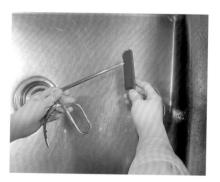

图4　酶洗剂浸泡刷洗阴道活检钳

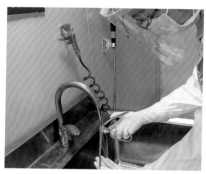

图5　软水漂洗阴道活检钳

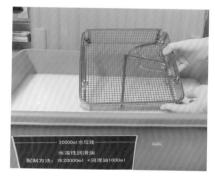

图6　阴道活检钳上润滑油

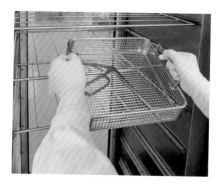

图7　干燥柜烘干

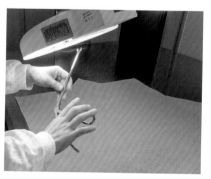

图8　器械检查包装

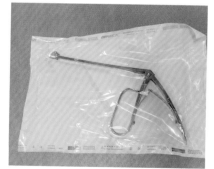

图9　压力蒸汽灭菌

参 考 文 献

［1］中华人民共和国卫生部.WS/T 367-2012医疗机构消毒技术规范［S］.2012.

［2］中华人民共和国卫生部.消毒管理办法［S］.2002.

［3］中华人民共和国卫生部.GB 15982-2012医院消毒卫生标准［S］.2012.

［4］中华人民共和国卫生部.WS 310.2-2009医院消毒供应中心第2部分：清洗消毒及灭菌技术操作规范［S］.2009.

十五、引流瓶清洁消毒

徐光琴　王华英　张　蓉

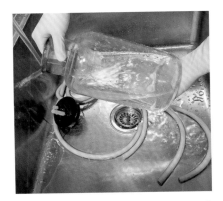

图1　流动水冲洗引流瓶、瓶盖、高压水枪冲洗连接管及吸引管

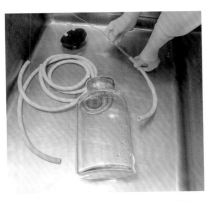

图2　酶洗液中刷洗引流瓶、瓶盖、连接管、吸引管

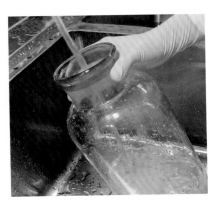

图3　清水漂洗引流瓶、瓶盖、连接管、吸引管

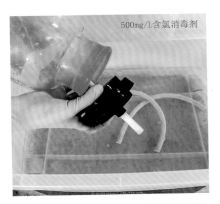

图4　含有效氯500 mg/L含氯消毒剂浸泡消毒30分钟

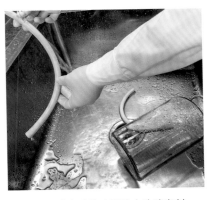

图5　常水或软水漂洗去除消毒剂

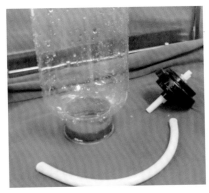

图6　擦拭或晾晒引流瓶、瓶盖，高压气枪吹干引流瓶连接管、吸引管

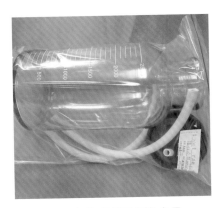

图7　包装、贴消毒标签，备用

参 考 文 献

中华人民共和国卫生部.WS/T 367-2012医疗机构消毒技术规范[S].2012.

十六、血糖检测仪清洁消毒

徐光琴　王华英　张　蓉

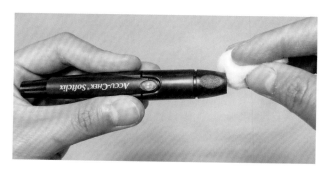

图1　75%的乙醇棉球擦拭采血笔头

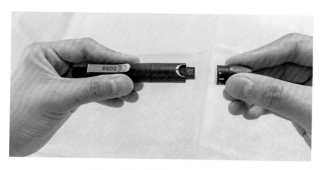

图2　将采血笔头与采血笔分离

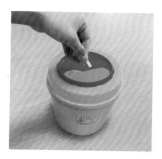

图3　一次性采血针丢入利器盒

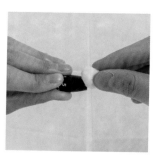

图4　75%的乙醇棉球擦拭采血笔头备用

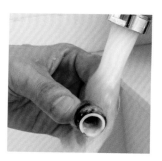

图5　流动水清洁笔头内外血渍

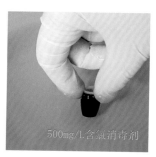

图6　采血笔头浸泡于含有效氯500 mg/L含氯消毒剂中30分钟,流动水下冲洗去除消毒液,将笔头放置于清洁容器中晾干备用

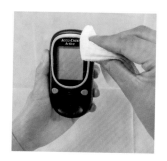

图7　75%乙醇擦拭检测仪外表面(测试区除外),禁止用水清洗血糖仪

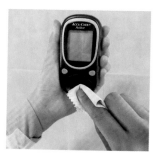

图8　测试区被污染,可采用非绒布蘸清水擦拭

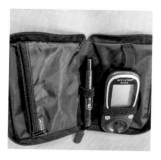

图9　整理用物,手卫生

注意事项

1. 一次性采血针刺装置,不得重复使用。

2. 可复用采血笔专人专用,禁止用于多名患者;一人一笔,一次一针。

图10　注意事项

参 考 文 献

中华人民共和国卫生部.WS/T 367-2012医疗机构消毒技术规范[S].2012.

医疗环境清洁消毒

一、屏障隔离、保护性覆盖法

任淑华　倪晓平

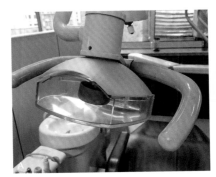

图1　适用情况：患者护理时表面频繁被手套接触；容易被体液污染；难以清洁（A、B）

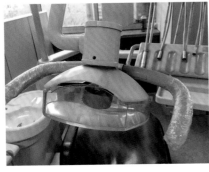

图2　使用耐湿不透气纸张、锡纸、铝箔或塑料纸均匀覆盖于物品表面

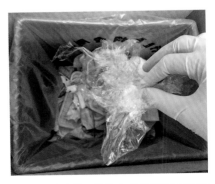

图3　操作完毕，操作者戴着手套去除覆盖物，扔入黄色医疗废物袋

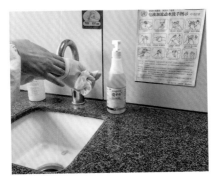

图4　操作者脱手套，进行手卫生

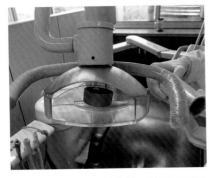

图5　在下一位患者操作前，重新使用覆盖材料覆盖物品表面

—— 参 考 文 献 ——

［1］ Centers for Disease Control and Prevention. Guidelines for Environmental Infection Control in Health-Care Facilities ［S］. 2003.

［2］ 胡必杰,刘荣辉,陈文森.SIFIC 医院感染预防与控制临床实践指引（2013年）［M］.上海：上海科学技术出版社，2013.

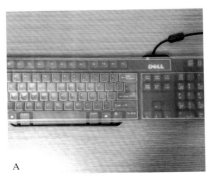

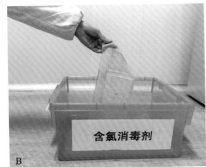

图6　重复使用的覆盖物（如键盘膜）可以使用500 mg/L含氯消毒剂浸泡消毒（A、B）

含氯消毒剂

二、床单元终末清洁消毒

任淑华　倪晓平

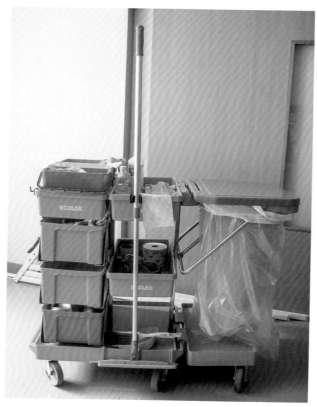

图1　物品准备：若干干净抹布、清水或含清洁剂的水、400 mg/L~700 mg/L 含氯消毒剂或 1 000 mg/L~2 000 mg/L 季铵盐类消毒剂或消毒湿巾或床单元消毒器、空袋(桶)、污衣袋。人员准备：穿工作服、戴手套

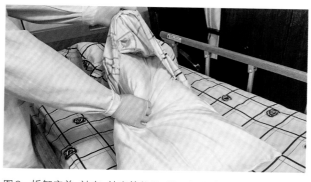

图2　拆卸床单、被套、枕套等物品，放入污衣袋推车。特殊病原体感染的患者使用后的物品放入双层黄色塑料袋内，标识明确。操作人员动作轻柔，避免灰尘、棉絮等飞扬

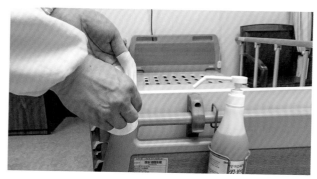

图3　操作人员脱去手套，用速干手消毒剂进行卫生手消毒，若手部有可见污染，需要流动水洗手。再次戴上手套

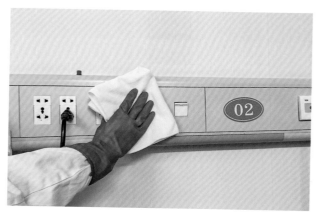

图4　清洁消毒床头设备带、输液架、椅子。使用后的抹布放入污袋(桶)内，不得重复使用

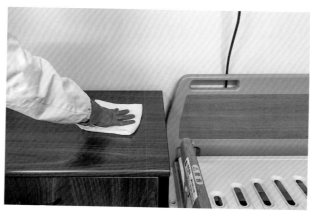

图5　清洁消毒床头柜(清洁顺序：由内到外，由清洁到污染，由上到下全方位立体式进行彻底清洁)

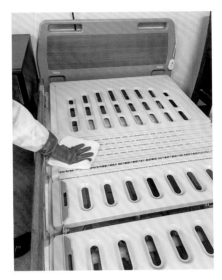

图6　清洁消毒病床床板、床垫

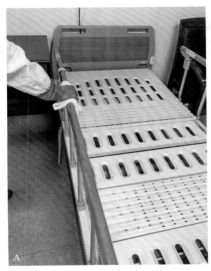
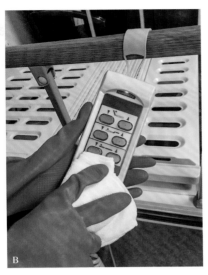

图7　清洁消毒病床床餐板、床头、床尾、床摇把、床扶手、床边。床头、床尾及餐板均要拆下来彻底清洁消毒(A、B)

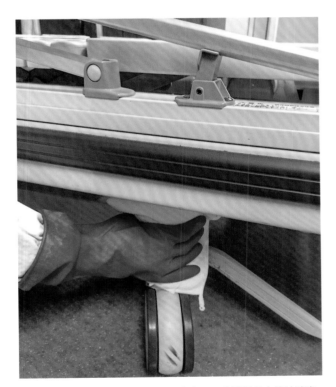

图8　清洁消毒病床底部及轮子,床底及两头要摇起来清洁消毒

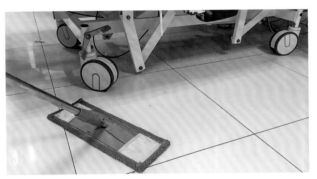

图9　地面干、湿拖清洁消毒,从半污染区到污染区拖地

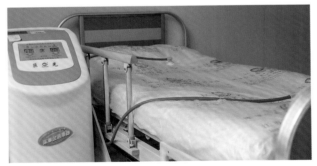

图10　使用床单元消毒机对被褥和床垫进行消毒

参 考 文 献

American hospital association. Practice guidance for healthcare environmental cleaning (2 edition)[S]. 2012.

三、少量（＜10 ml）血液或体液溅污清洁消毒

倪晓平　任淑华

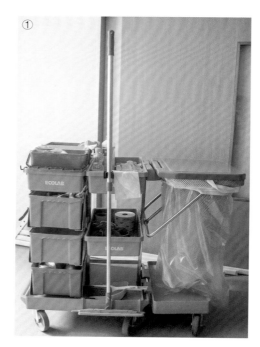
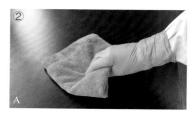
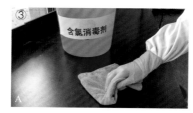
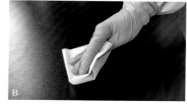
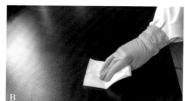
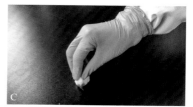
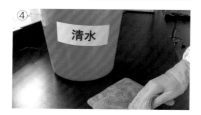

图1　物品准备：若干干净抹布、清水或含清洁剂的水、500~700 mg/L含氯消毒剂或消毒湿巾或乙醇棉球、空袋（桶）；人员准备：穿工作服、戴手套、戴口罩

图2　操作人员应先用一块含消毒溶液的抹布、消毒湿巾或乙醇棉球擦去表面的血液或体液。使用后的污染抹布放入污袋（桶）内，不得在清水、消毒剂溶液中重复清洗；清洁时遵守清洁单元的原则，做到"一巾一物"。消毒湿巾或棉球直接扔入黄色垃圾袋（A、B、C）

图3　操作人员更换一块新的在消毒溶液中浸泡过的抹布或消毒湿巾擦拭物体表面，作用时间不少于10分钟（A、B）

图4　采用含氯等具有腐蚀性的消毒溶液表面擦拭时，30分钟后更换新的抹布，用清水擦拭，去除消毒剂残留

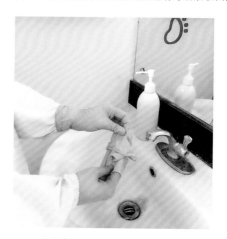
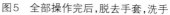
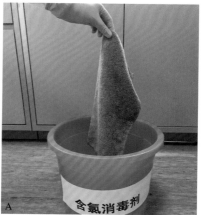
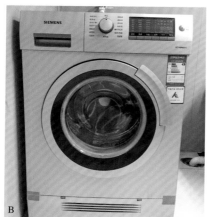

图5　全部操作完后，脱去手套，洗手

图6　使用后的抹布用250~500 mg/L的含氯消毒剂浸泡30分钟，清水冲洗晾干备用；或者用带有烘干功能的洗衣机，清洗烘干备用（A、B）

参 考 文 献

［1］Centers for Disease Control and Prevention. Guidelines for Environmental Infection Control in Health-Care Facilities［S］. 2003.

［2］Centers for Disease Control and Prevention.Guideline for disinfection and sterilization in healthcare facilities［S］. 2008.

四、大量（≥ 10 ml）血液或体液溅污及呕吐物、排污物污染的清洁消毒

倪晓平　任淑华

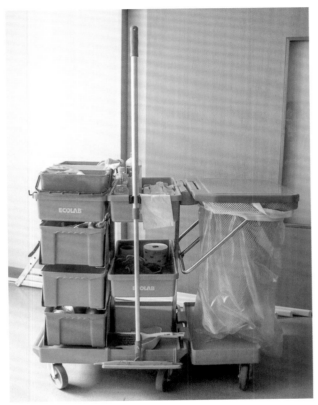

图1　物质准备：一次性吸湿材料、若干干净抹布、清水或含清洁剂的水、5 000 mg/L 和 2 000 mg/L 含氯消毒剂、消毒湿巾、空袋（桶）、黄色医疗废物袋；人员准备：穿工作服、戴手套、戴口罩

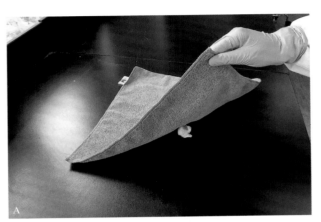

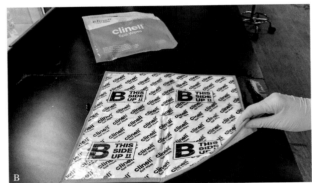

图2　使用蘸有浓度为 5 000 mg/L 含氯消毒剂的抹布或直接采用消毒干巾覆盖在污染物上（A、B）

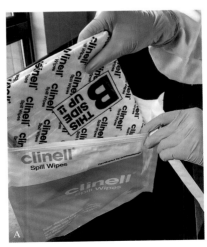

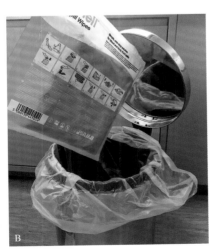

图3　用覆盖物包裹污染物，一起丢入黄色医疗废物专用袋，按感染性废物处置（A、B）

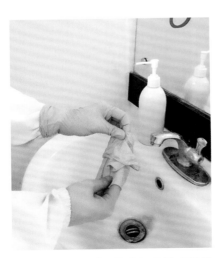

图4　操作人员脱去污染手套，洗手，再次戴上手套

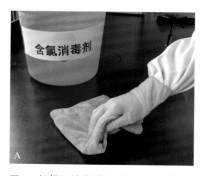
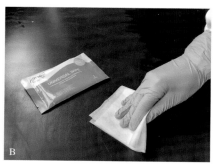
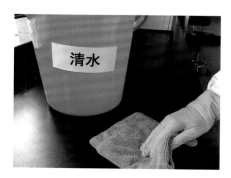

图5 根据污染物泼溅范围,以污染表面为中心,从外围1~2 m处,由外向内采用蘸有2 000 mg/L的含氯消毒剂溶液的抹布或消毒湿巾擦拭物体表面,作用时间不少于10分钟。使用后的污染抹布放入污袋(桶)内,不得在清水、消毒剂溶液中重复清洗;清洁时遵守清洁单元的原则,做到"一巾一物"(A、B)

图6 采用含氯等具有腐蚀性的消毒溶液表面擦拭时,30分钟后更换新的抹布,用清水擦拭,去除消毒剂残留

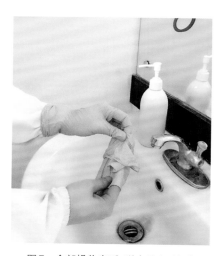
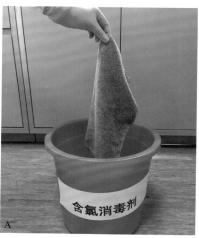

图7 全部操作完后,脱去手套,洗手

图8 使用后的抹布用250~500 mg/L的含氯消毒剂浸泡30分钟,清水冲洗晾干备用;或者用带有烘干功能的洗衣机,清洗烘干备用(A、B)

参 考 文 献

[1] Centers for Disease Control and Prevention. Guidelines for Environmental Infection Control in Health-Care Facilities [S]. 2003.

[2] Centers for Disease Control and Prevention.Guideline for disinfection and sterilization in healthcare facilities [S]. 2008.

五、硬质物体表面清洁消毒

任淑华 倪晓平

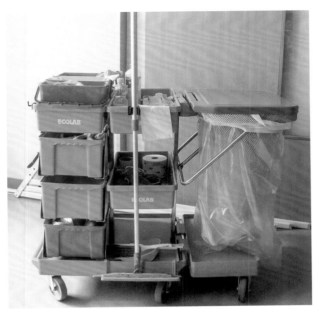

图1 针对一般污染的物体表面。物品准备：若干干净抹布、清水或含清洁剂的水、400 mg/L~700 mg/L含氯消毒剂或1 000 mg/L~2 000 mg/L季铵盐类消毒剂或消毒湿巾、空袋（桶）。人员准备：穿工作服、戴手套

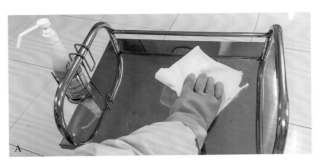

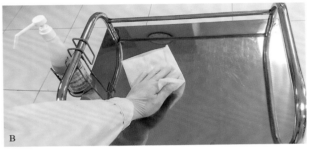

图2 操作人员用在消毒溶液中浸泡过的抹布或消毒湿巾擦拭物体表面，作用时间不少于10分钟。使用后的抹布放入袋（桶）内，不得重复使用。清洁时注意遵循清洁单元原则，一物一巾（A、B）

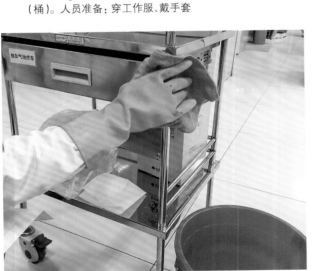

图3 采用含氯等具有腐蚀性的消毒剂擦拭物体表面时，30分钟后更换新的抹布，用清水擦拭，去除消毒剂残留

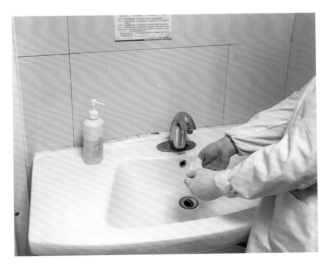

图4 全部操作完成后，脱去手套，洗手

参考文献

American hospital association. Practice guidance for healthcare environmental cleaning (2 edition)［S］. 2012.

六、低频接触表面

任淑华　倪晓平

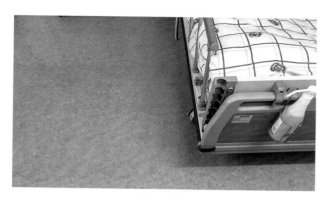

图1　地板

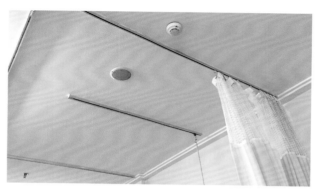

图2　天花板

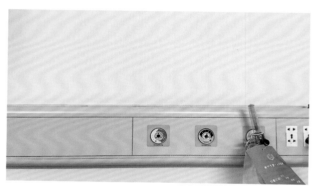

图3　墙面

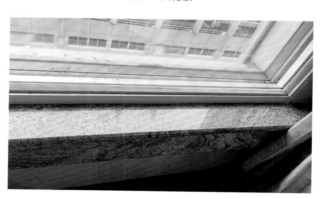

图4　窗台

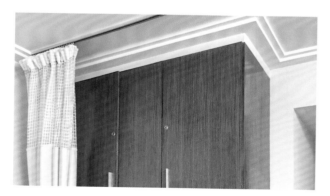

图5　柜顶

参 考 文 献

Guidelines for Environmental Infection Control in Health-Care Facilities [S].Centers for Disease Control and Prevention, 2003.

七、高频接触表面

任淑华　倪晓平

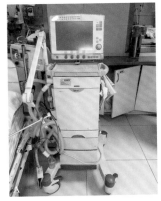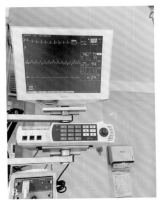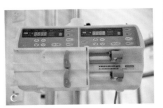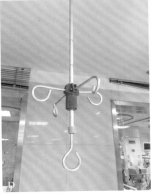

图1　床边仪器：监护仪、呼吸机、微泵、输液架、医用气体设备等(A、B、C、D)

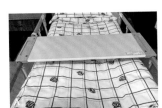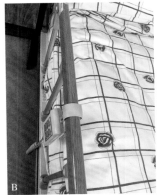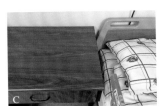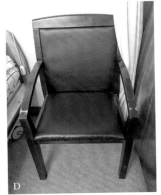

图2　家具：床栏、床上桌、床头柜、吊塔台面、陪护椅等(A、B、C、D)

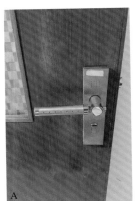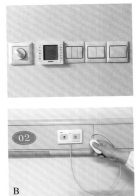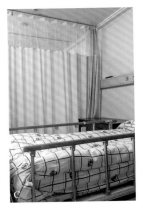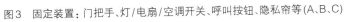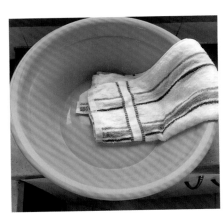

图3　固定装置：门把手、灯/电扇/空调开关、呼叫按钮、隐私帘等(A、B、C)　　图4　患者生活用品：脸盆、水杯、餐具等

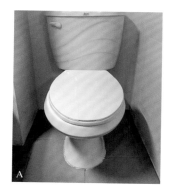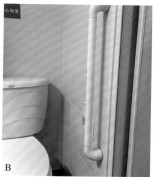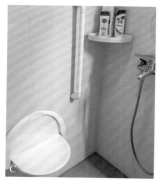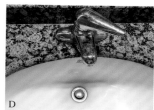

图5 卫生间内：坐便器、移动式坐便器、扶手、洗手池水龙头等(A、B、C、D)

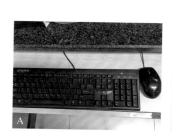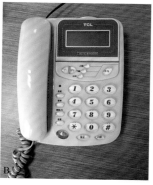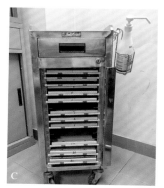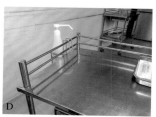

图6 医护人员工作区域(护士站、医生办公室、治疗室等)内：鼠标/键盘、电话机、治疗车推手、病历夹、含醇手消毒剂压嘴等(A、B、C、D)

————————— 参 考 文 献 —————————

［1］Huslage K, Rutala WA, Sickbert-Bennett E. A Quantitative Approach to Defining "High-Touch" Surfaces in Hospitals［J］. Infect Control Hosp Epidemiol. 2010, 31(8):850−853.

［2］Huslage K, Rutala WA, Gergen MF et al. Microbial assessment of high-, medium-, and low-touch hospital room surfaces［J］.Infect Control Hosp Epidemiol. 2013, 34(2):211−212.

八、被化疗药物污染织物处理

编写：江佳佳　朱宸乐　摄影：张　培

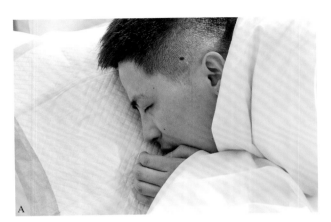 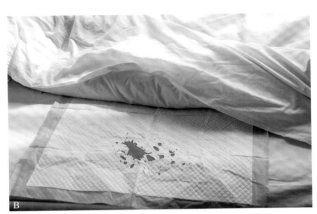

图1　化疗药物污染　A.口服化疗药物2小时内发生呕吐；B.输入化疗药物时血液、体液污染织物

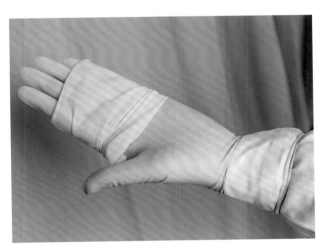 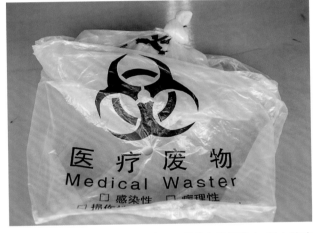

图2　带双层手套（内PVC、外无粉乳胶手套）　　　图3　将化疗药物污染的织物放入双层黄色垃圾袋中，贴上特殊标签

―――――― 参 考 文 献 ――――――

中华人民共和国环境保护部.医疗废物集中处置技术规范(试行)[S].2003.

第二章

重点部位医院感染预防

一、术中保温术

编写：江佳佳　朱宸乐　摄影：殷　娅　张　培

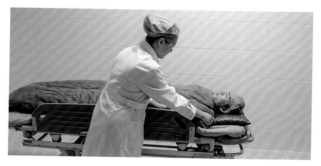

图1　接送手术者途中，予以棉被保温

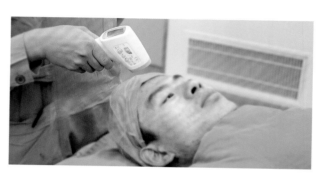

图2　进入手术室后测量体温

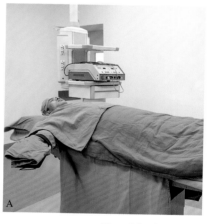

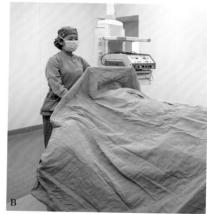

图3　测量中心温度，加盖被子调节温度(A、B)

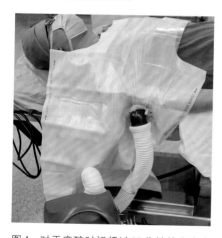

图4　对于麻醉时间超过60分钟的患者应采用电热毯、热风机等主动加温方式维持患者正常体温

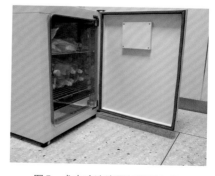

图5　术中冲洗液需加温至37℃

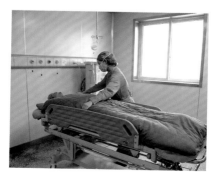

图6　患者在麻醉复苏室也应注意给患者保温，中心体温在36℃以上

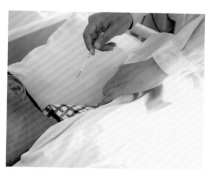

图7　转入或者ICU后，应测量体温，低于36℃的患者应采取主动加温

二、换 药 术

王 超

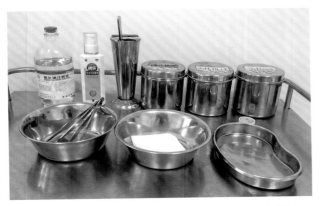

图1　换药车上备无菌治疗碗2个,盛无菌敷料。弯盘1个(放污染敷料),镊子2把(1把镊子接触伤口,1把镊子接触敷料)、剪刀1把,手消毒剂1瓶。备乙醇棉球、碘伏棉球、干棉球、纱布、盐水、棉球、胶布等

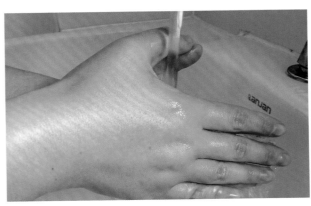

图2　医务人员按六步洗手或手消毒、戴口罩、帽子

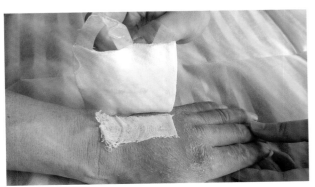

图3　顺着伤口方向用手揭去外层敷料,将污面向上置于相对有菌的弯盘内,如外敷料污染严重,可戴无菌手套操作

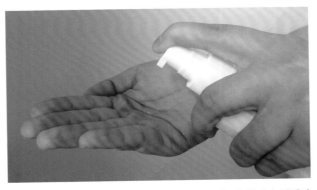

图4　外敷料取下后立即进行手消毒,如戴手套,须脱手套后手消毒,再更换新的手套

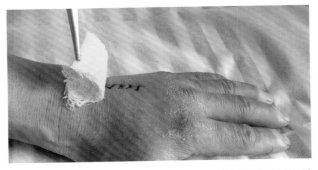

图5　沿伤口纵轴方向用接触伤口的镊子取下内层敷料,与伤口黏住的最里层敷料,应先用盐水浸湿后再揭去,以免损伤肉芽组织或引起创面出血。严格遵守无菌外科技术,换药者如已接触伤口的绷带和敷料,不应再接触换药车或无菌的换药碗。需要物品时可由护士供给或洗手后再取。各种无菌棉球、敷料从容器取出后,不得放回原容器内。污染的敷料须立即放入污物盘或敷料桶内

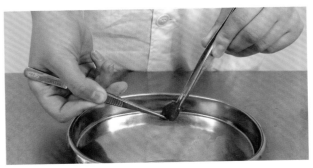

图6　用手执镊法,左手持敷料镊在换药弯盘中取棉球,递至右手接触伤口的镊子中,拧干棉球,敷料镊要高于消毒镊,两把镊子不可碰撞

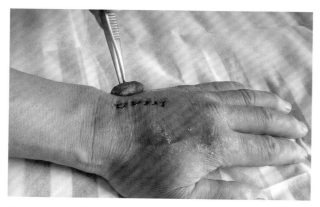

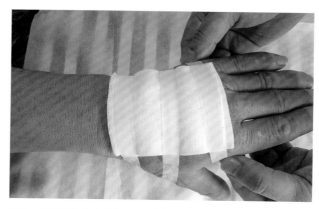

图7　75%乙醇棉球消毒时由内向外沿切口方向，范围大约距切口3~5 cm，擦拭2~3遍；0.9%氯化钠注射液棉球清洁创面，轻沾吸去分泌物，棉球的一面用过后，可翻过用另一面，然后弃去；分泌物较多且创面较深时，宜用0.9%氯化钠注射液冲洗。换药动作应轻柔，保护健康组织。乙醇棉球只能擦拭皮肤，不能擦拭伤口，因为刺激性太大。擦拭伤口主要使用生理盐水棉球

图8　用无菌纱布遮盖伤口，距离切口边缘3 cm以上，贴胶布方向应与肢体或躯干长轴垂直

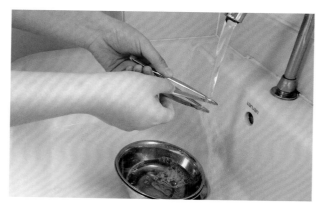

图9　每次换药完毕，须将一切用具放回指定的位置，认真洗净双手后方可给其他患者换药。换药遵循三先三后原则，换药次序先无菌伤口，再污染伤口；先污染伤口，再感染伤口；先普通感染伤口，再特殊感染伤口，如气性坏疽、破伤风、结核、多重耐药菌

参 考 文 献

---

［1］医师资格考试指导用书专家编写组.国家医师资格考试实践技能应试指南［M］.北京：人民卫生出版社，2013：113-114.
［2］吴钟琪.医学临床"三基"训练医师分册［M］.第4版.湖南：湖南科技出版社，2010：288-289.

一、呼吸机相关肺炎核心预防措施

张丽娜

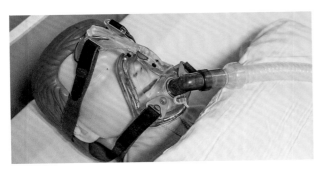

图1 使用面罩、鼻罩进行无创通气

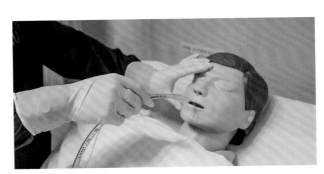

图2 尽早拔管

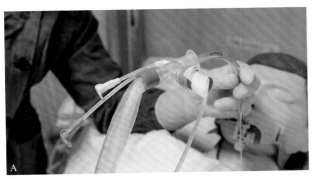

图3 每天患者带管脱机和暂停镇静药进行"唤醒",评估是否可以拔管(A、B)

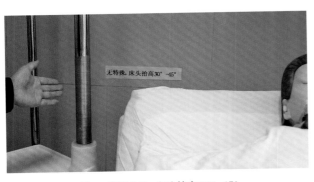

图4 病情允许,床头抬高30°~45°

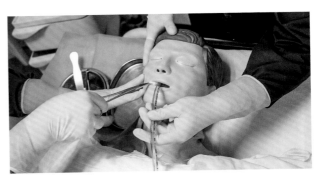

图5 由两名护士进行口腔护理,避免导管滑脱

参 考 文 献

胡必杰,刘荣辉,陈文森.SIFIC医院感染预防与控制临床实践指引(2013年)[M].上海:上海科学技术出版社,2013:234-236.

二、呼吸机相关肺炎一般预防控制措施

张丽娜

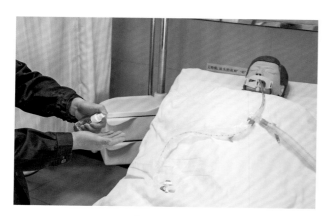

图1 手卫生

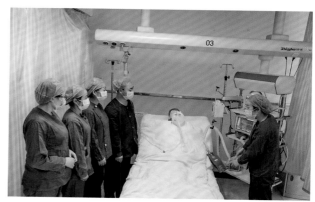

图2 员工培训

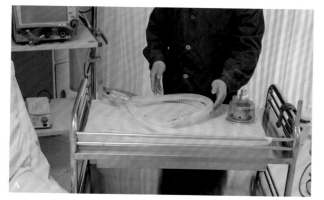

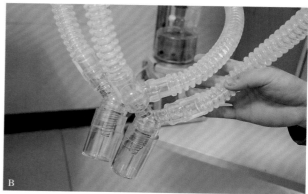

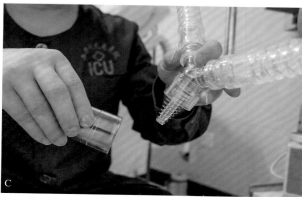

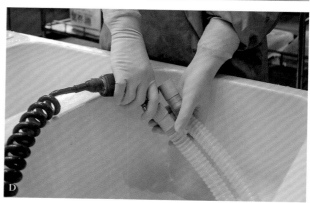

图3 减少设备污染：A. 患者诊疗用品一人一用一消毒；B. 呼吸机管路集水瓶放在最低位；C. 及时倾倒呼吸机管路集水杯中的冷凝水；D. 呼吸机管路明显污染或功能障碍时更换,管路在消毒供应中心集中清洗消毒

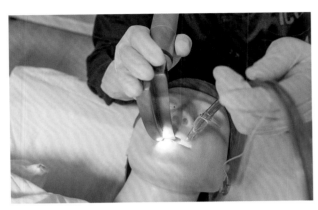

图4 优选经口插管,标注气囊压力,维持气囊压力不低于20 cmH₂O

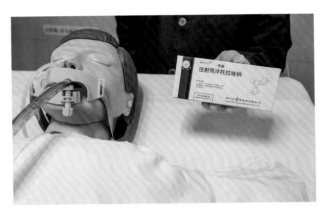

图5 权衡VAP和应激性溃疡发生的风险,选择性应用抑酸剂

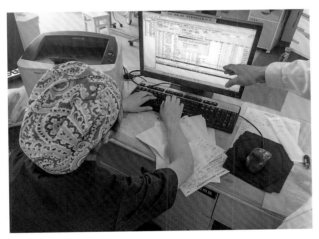

图6 每天评估患者情况及拔管指征,尽早拔管,避免重复插管

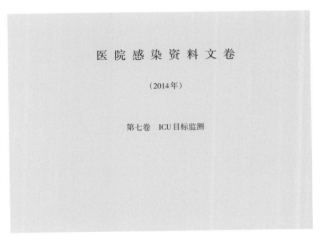

图7 对VAP进行目标性监测

— 参 考 文 献 —

胡必杰,刘荣辉,陈文森.SIFIC医院感染预防与控制临床实践指引(2013年)[M].上海:上海科学技术出版社,2013:234-236.

三、呼吸机相关肺炎额外预防控制措施

张丽娜

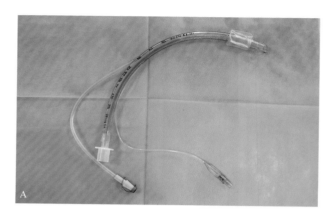 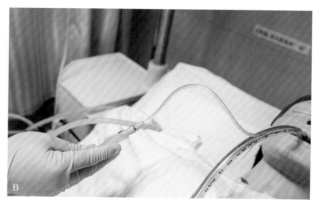

图1 准备声门下分泌物吸引气管导管,连接吸引装置,尤其适于机械通气时间预期>48小时的患者(A、B)

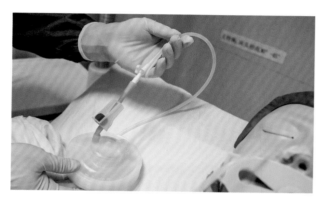 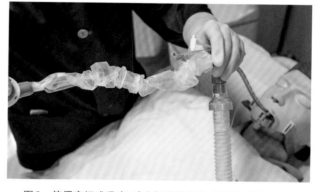

图2 对存在误吸高风险或不能耐受胃内营养的重症患者,使用胃肠减压或小肠营养管避免胃膨胀,降低误吸风险

图3 使用密闭式吸痰,减少气道分泌物对环境污染的风险

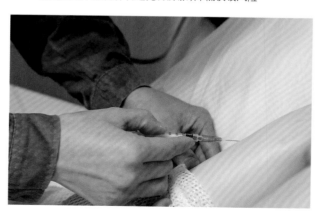

图4 接种肺炎疫苗减少肺炎的发生

—— 参 考 文 献 ——

胡必杰,刘荣辉,陈文森.SIFIC医院感染预防与控制临床实践指引(2013年)[M].上海:上海科学技术出版社,2013:234-236.

四、插管患者口腔卫生

编写：杨　乐　赵丽霞　摄影：杨　乐

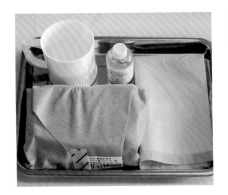

图1　物品准备

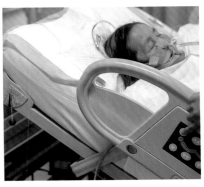

图2　调整患者体位

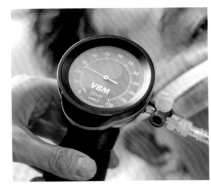

图3　监测气囊压,确保维持在25~30 cmH₂O

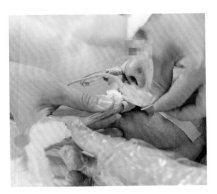

图4　吸净气管及口腔分泌物,记录气管插管与门齿咬合处的刻度

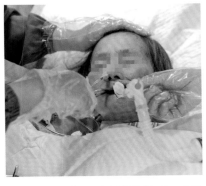

图5　双人配合,一人固定插管,另一人进行口腔护理

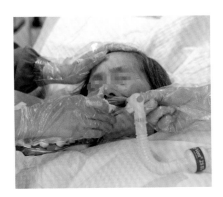

图6　更换牙垫

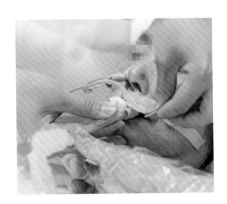

图7　固定气管插管,再次确认气管插管刻度

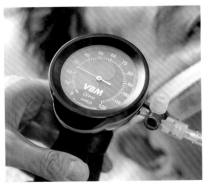

图8　再次监测气囊压,确保维持在25~30 cmH₂O

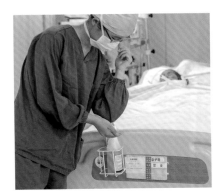

图9　整理用物,洗手

───── 参 考 文 献 ─────

中华人民共和国卫生部.临床护理实践指南(2011版)[S].北京:人民军医出版社,2012.

五、未插管患者口腔卫生

编写：杨　乐　赵丽霞　摄影：杨　乐

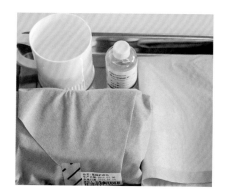

图1　物品准备

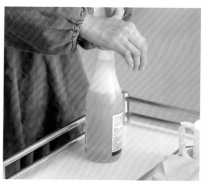

图2　操作人员准备

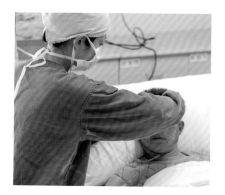

图3　调整患者体位

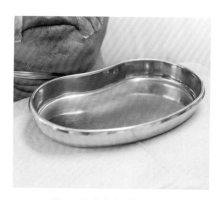

图4　垫治疗巾，放置弯盘

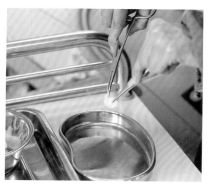

图5　准备干湿适宜的棉球若干

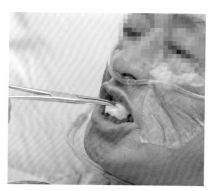

图6　擦拭患者牙齿外侧面

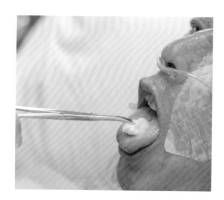

图7　擦拭患者峡部、硬腭、舌面、舌下

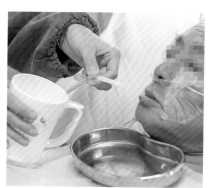

图8　患者漱口

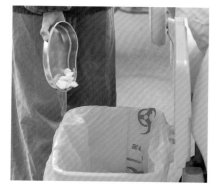

图9　将使用过的棉球丢弃至医疗废物桶内

参　考　文　献

中华人民共和国卫生部.临床护理实践指南（2011版）[S].北京：人民军医出版社,2012.

六、经鼻腔口腔吸痰法

编写：杨 乐 赵丽霞 摄影：杨 乐

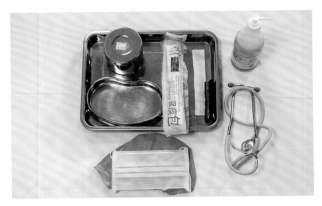

图1 物品准备，个人操作准备

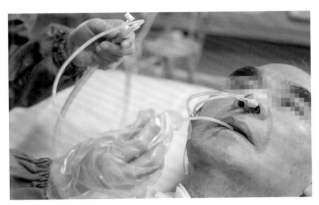

图3 将一次性吸痰管与吸引管路相连接，插入患者口腔吸痰

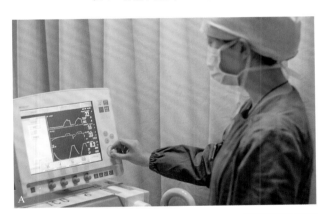

图2 调节呼吸机。A. 调节呼吸机模式；B. 调节氧流量

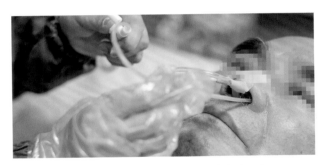

图4 更换一次性吸痰管，插入患者鼻腔吸痰

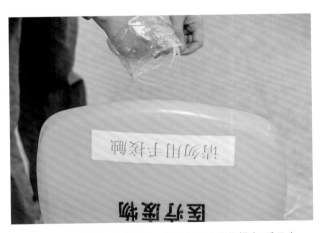

图5 反脱手套包裹吸痰管一并丢入医疗废物桶内，手卫生

注意事项：每次吸痰时间不宜过长，污染或堵塞的吸痰管勿再次使用。

———— 参 考 文 献 ————

中华人民共和国卫生部.临床护理实践指南(2011版)[S].北京:人民军医出版社,2012.

七、开放式经气管插管吸痰法

编写：杨　乐　赵丽霞　摄影：杨　乐

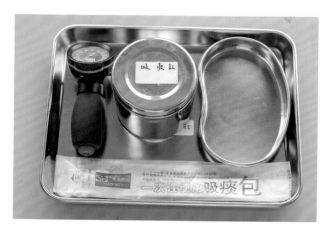

图1　物品准备

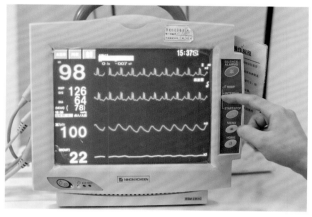

图2　查看患者生命体征，检查呼吸机气囊压力，检查气管插管是否在位、深度，调节呼吸机模式

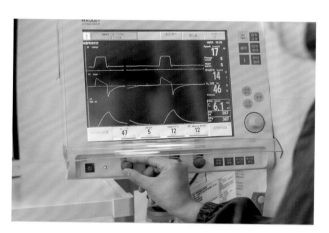

图3　吸痰前适当提高呼吸机供氧浓度1~2分钟

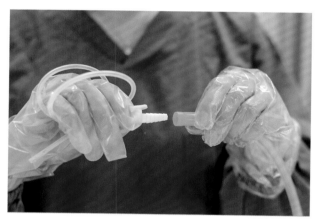

图4　调节负压，吸引器连接管与一次性吸痰管的接头连接

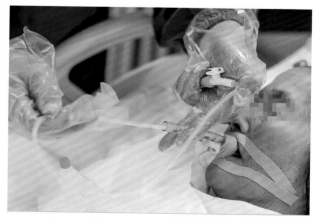

图5　吸痰管经气管插管插入适宜深度，阻断负压

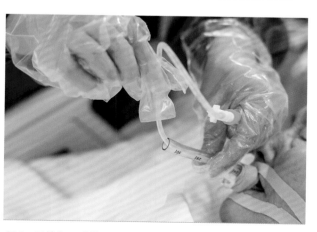

图6　开放负压，缓慢向上提拉吸痰管吸痰，吸痰时间不超过15秒

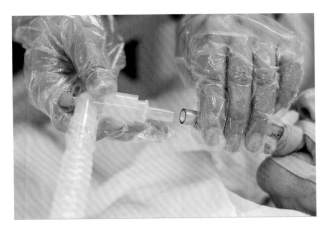

图 7　将呼吸机管路与气管插管重新相连接

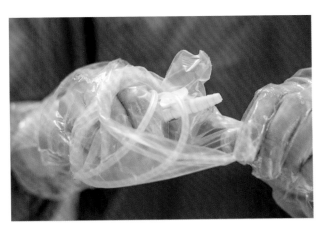

图 8　反脱手套包裹吸痰管,丢入医疗废物桶内

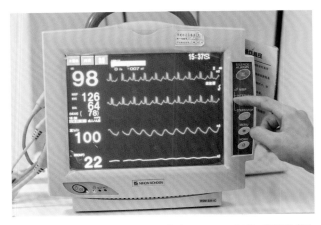

图 9　复测气囊压,气囊压适宜压力为 25~30 cmH$_2$O,查看患者生命体征

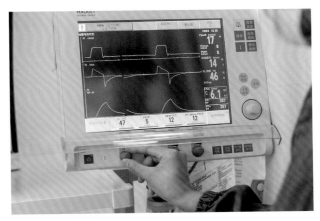

图 10　生命体征平稳后,将供氧浓度调回原来的水平

———— 参 考 文 献 ————

中华人民共和国卫生部.临床护理实践指南(2011版)[S].北京:人民军医出版社,2012.

八、密闭式经气管插管吸痰法

编写：杨 乐 赵丽霞 摄影：杨 乐

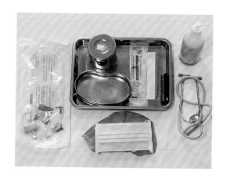

图1 物品准备，个人操作准备

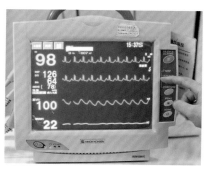

图2 检查患者生命体征、呼吸机气囊压力、气管插管是否在位、密闭式吸痰管状态，调节呼吸模式

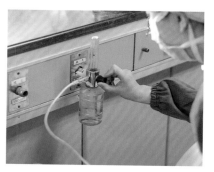

图3 听诊两肺呼吸音，吸痰前适当提高呼吸机供氧浓度1~2分钟

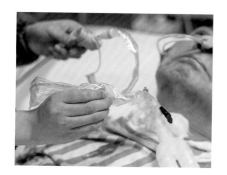

图4 调节负压，一般适宜负压为150~200 mmHg；吸引器连接管与密闭式吸痰管的接头连接；将塑胶保护膜内吸痰管经气管插管插入适宜深度

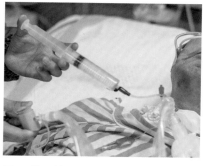

图5 按下控制按钮，产生负压，缓慢向上提拉吸痰管吸痰，吸痰时间不超过15秒；吸痰完毕，20 ml注射器抽取无菌等渗盐水冲洗吸痰管

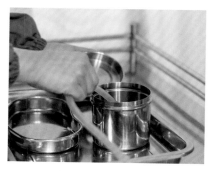

图6 无菌等渗盐水冲洗吸引器连接管，关闭吸引器

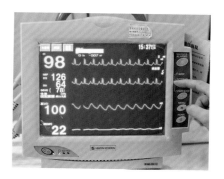

图7 复测气囊压，气囊压适宜压力为25~30 cmH$_2$O；再次听诊两肺呼吸音，了解吸痰效果；查看患者生命体征

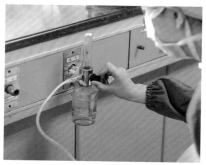

图8 生命体征平稳后，将供氧浓度调回原来的水平

─── 参 考 文 献 ───

中华人民共和国卫生部.临床护理实践指南（2011版）[S].北京:人民军医出版社,2012.

九、气管插管拔管

编写：刘静兰 王 晶 柳 青 摄影：刘荣辉

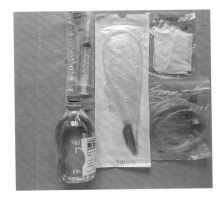

图1 物品准备

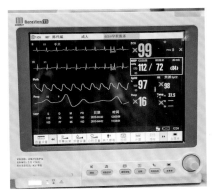

图2 患者准备

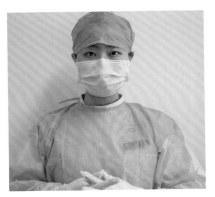

图3 医务人员准备

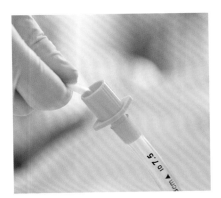

图4 吸痰

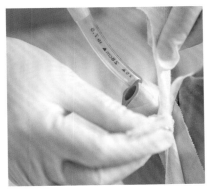

图5 解开寸带、去除胶布，松气囊

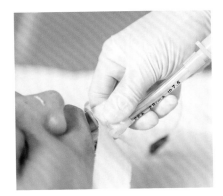

图6 拔除气管插管

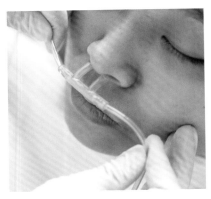

图7 给氧

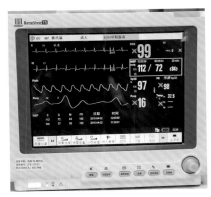

图8 监测生命体征及血氧饱和度变化，必要时复查血气

图9 整理物品，进行手卫生后填写核查表

<hr>

参 考 文 献

王欣然，杨莘.危重病护理临床实践［M］.北京：科学技术文献出版社，2008.

十、人工鼻气道湿化法

编写：刘静兰　王　晶　摄影：刘荣辉

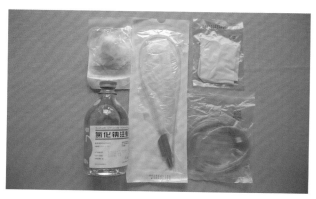

图1　物品准备

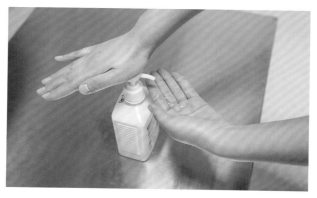

图2　医务人员准备

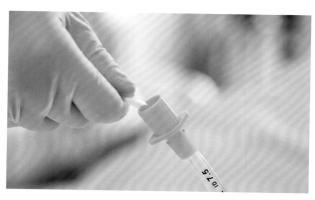

图3　患者准备

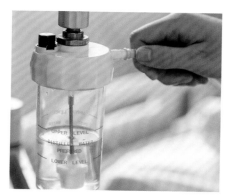

图4　医务人员手卫生后连接输氧装置于气源上

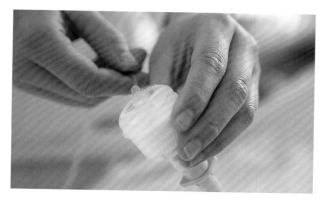

图5　将人工鼻连接于输氧装置与人工鼻之间，并根据病情调节氧流量

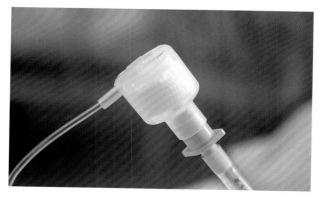

图6　将人工鼻连接于人工气道上

参 考 文 献

［1］胡必杰，刘荣辉，陈文森.SIFIC医院感染预防与控制临床实践指引（2013年）［M］.上海：上海科学技术出版社，2013.

［2］王欣然，杨莘.危重病护理临床实践［M］.北京：科学技术文献出版社，2008.

十一、湿化罐气道湿化

编写：刘静兰　向清华　摄影：刘荣辉

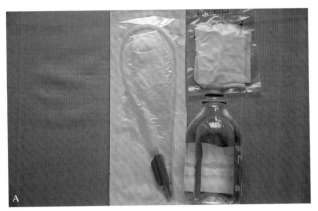
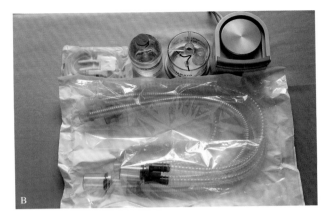

图1　物品准备(A、B)

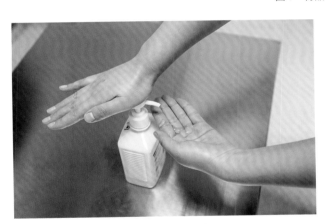

图2　医务人员准备

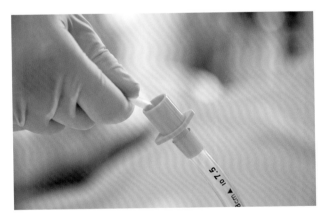

图3　患者准备

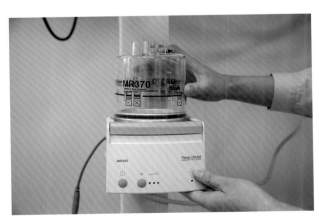

图4　医务人员手卫生后安装湿化罐于湿化罐底座上

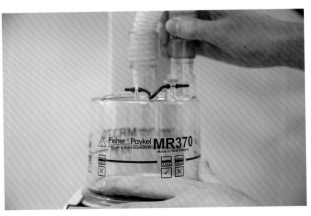

图5　安装呼吸回路于湿化罐上

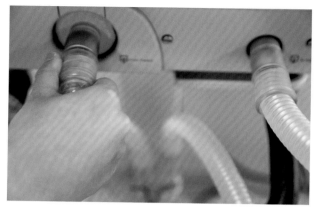

图6　连接吸氧装置于湿化罐上,并根据病情调节氧流量

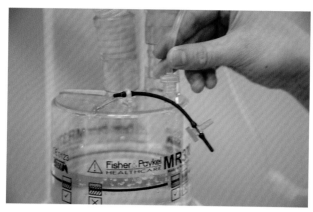

图7　连接灭菌注射用水于湿化罐上

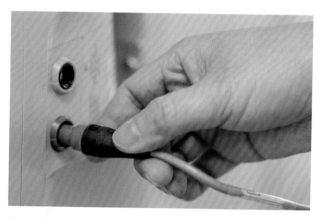

图8　连接电源线、温度探头及加热导丝,开启电源开关,选择湿化模式

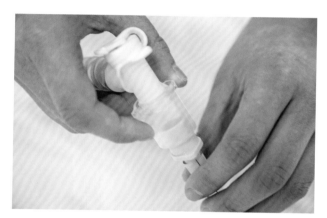

图9　连接呼吸回路于患者人工气道上

———————————— 参 考 文 献 ————————————

[1] 胡必杰,刘荣辉,陈文森.SIFIC医院感染预防与控制临床实践指引(2013年)[M].上海:上海科学技术出版社,2013.

[2] 王欣然,杨莘.危重病护理临床实践[M].北京:科学技术文献出版社,2008.

一、中央导管相关血流感染核心预防策略

董宏亮

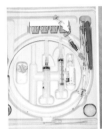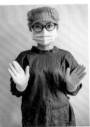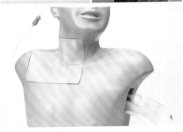

图1　教育和培训：对中央导管置管的
　　各种操作要求进行培训

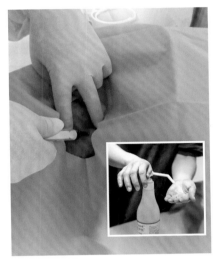

图2　触摸插管部位前后，进行各种医护操
　　作前后均应做手卫生。接触消毒后的
　　插管部位必须遵守无菌技术

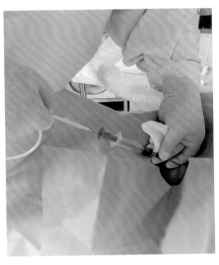

图3　置管或经导丝更换导管时，遵循最大无
　　菌屏障

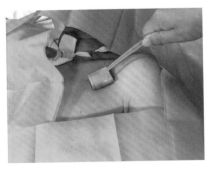

图4　置管部位皮肤消毒首选氯己定－乙
　　醇消毒剂，也可选1%聚维酮碘（碘
　　伏）、70%~80%乙醇消毒剂（注意对
　　碘过敏患者应慎用碘类消毒剂）

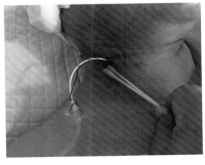

图5　无必要时应及时拔管，当不能保证遵
　　守无菌技术时（如紧急插管）应在48
　　小时内尽快拔管

参 考 文 献

Jonas Marschall, Leonard A. Mermel, et al. Strategies to Prevent Central Line-Associated Bloodstream Infections in Acute Care Hospitals：2014 Update［J］. Infection control and hospital epidemiology. 2014, 35（7）.

二、中央导管相关血流感染辅助预防策略

董宏亮

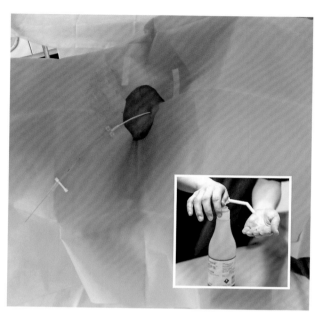

图1　进行置管或维护时必需遵守无菌操作技术

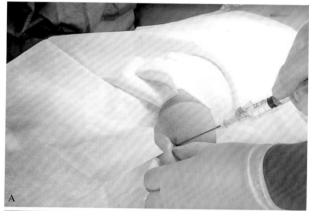

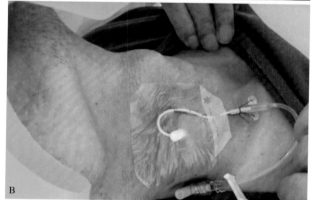

图2　选择最佳的置管部位,如锁骨下、颈内等;有条件时应进行超声引导定位以减少试穿次数和机械并发症(A、B)

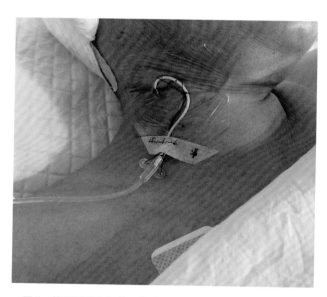

图3　使用无菌纱布或无菌透明、半透明性敷料覆盖插管部位

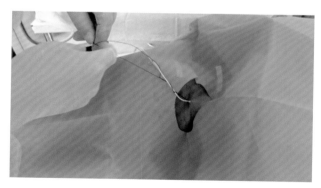

图4　免缝合固定装置以降低感染风险

———— 参 考 文 献 ————

Jonas Marschall, Leonard A. Mermel, et al. Strategies to Prevent Central Line-Associated Bloodstream Infections in Acute Care Hospitals: 2014 Update［J］.Infection control and hospital epidemiology. 2014, 35(7).

三、中央导管相关血流感染额外预防策略

董宏亮

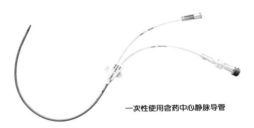

图1　长时间留置导管的患者可使用抗感染导管

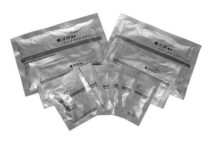

图2　使用浸有氯己定抗感染敷料

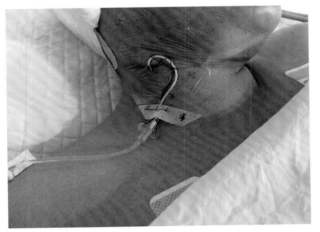

图3　使用万古霉素、替考拉宁等抗菌药物封管

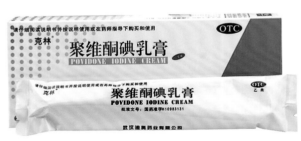

图4　血液透析导管置管及每次透析后可使用聚维酮碘软膏等

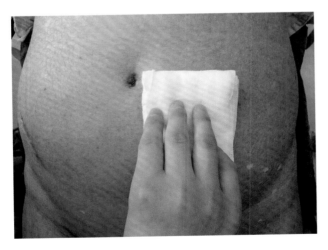

图5　使用氯己定擦浴降低皮肤表面的暂居菌和常居菌

参 考 文 献

Jonas Marschall, Leonard A. Mermel, et al. Strategies to Prevent Central Line-Associated Bloodstream Infections in Acute Care Hospitals：2014 Update［J］. Infection control and hospital epidemiology. 2014, 35(7).

四、颈内静脉置管

董宏亮

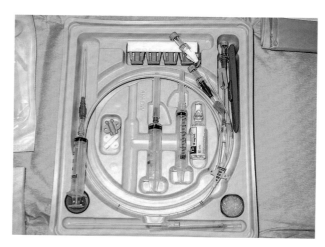

图1　物品准备

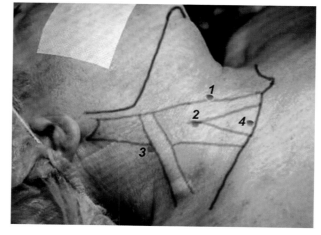

图2　患者准备

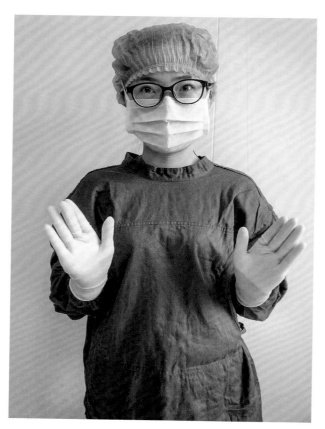

图3　医务人员进行手卫生,戴口罩、帽子,穿无菌手术衣、戴无菌手套

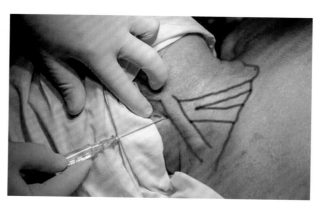

图4　穿刺部位局麻

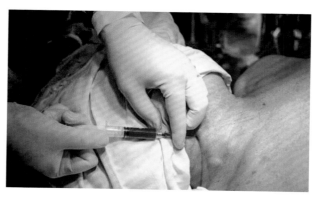

图5　试穿

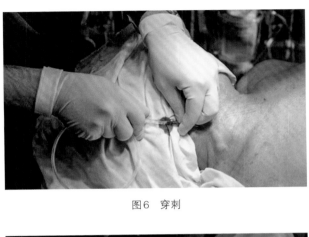

图6 穿刺

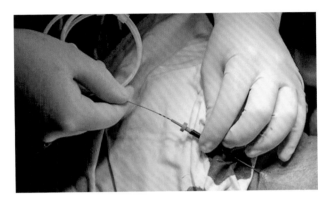

图7 置入导管

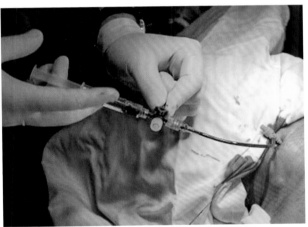

图8 连接并冲洗导管

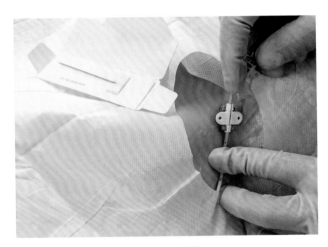

图9 固定导管

参 考 文 献

Jonas Marschall, Leonard A. Mermel, et al. Strategies to Prevent Central Line-Associated Bloodstream Infections in Acute Care Hospitals: 2014 Update [J]. Infection control and hospital epidemiology. 2014, 35(7).

五、股静脉置管

编写：刘静兰　王　晶　摄影：刘荣辉

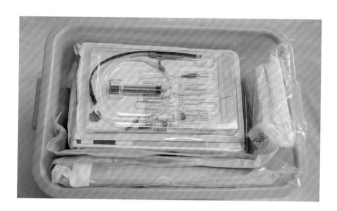

图1　物品准备

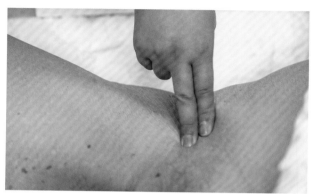

图3　摆体位,定位穿刺点

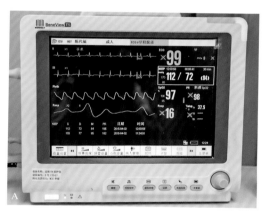

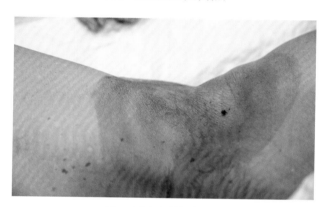

图4　消毒穿刺部位皮肤

图2　患者处于监护状态,给氧,维持静脉通道(A、B)

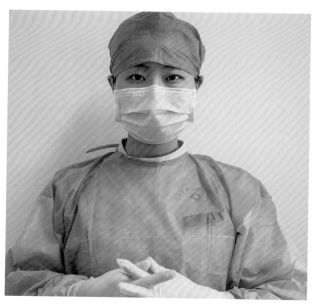

图5　医务人员准备

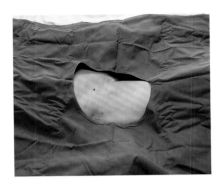

图6　铺大无菌巾

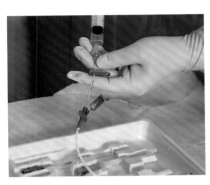

图7　打开中心静脉置管包,准备导丝,冲洗导管

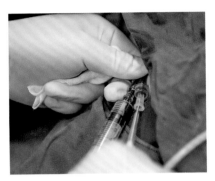

图8　局麻,试穿后,穿刺,置入导丝

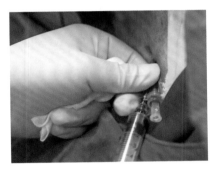

图9　扩皮后引入导管,退出导丝,冲洗导管,连接肝素帽

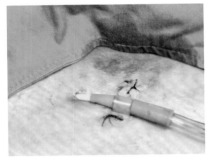

图10　缝线固定

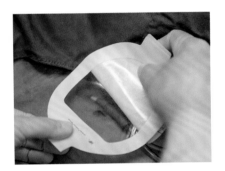

图11　贴透明敷料

参 考 文 献

胡必杰,刘荣辉,陈文森.SIFIC医院感染预防与控制临床实践指引(2013年)[M].上海:上海科学技术出版社,2013.

六、锁骨下静脉置管(成人)

韦巧灵

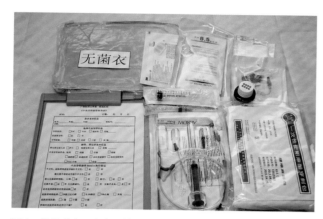

图1 物品准备：中央导管置管穿刺包、腰椎穿刺包、无菌手套、2% 葡萄糖酸氯己定醇、无针接头、2%利多卡因、注射器、敷贴 (10 cm×12 cm)、置管核查表(置管全过程助手填写核查表)

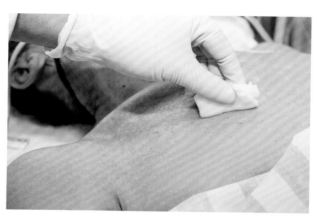

图2 患者准备：患者头转向穿刺点对侧，用蘸有75%乙醇纱布清 洁穿刺点及周围皮肤，直径>15 cm，待干

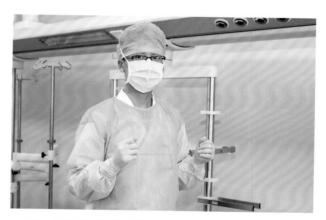

图3 操作者洗手，戴外科口罩、帽子，穿无菌衣，戴无菌手套

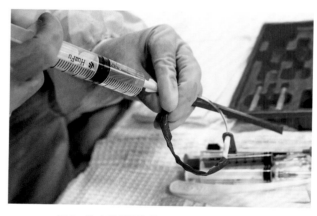

图4 检查导管通畅性，生理盐水预冲洗导管

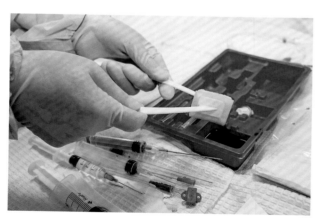

图5 用2%葡萄糖酸氯己定醇以穿刺点为中心，由内向外消毒皮 肤3次(顺时针、逆时针、顺时针各一次)，直径应>15 cm

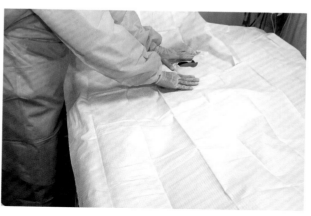

图6 建立最大无菌屏障，患者全身覆盖大无菌巾

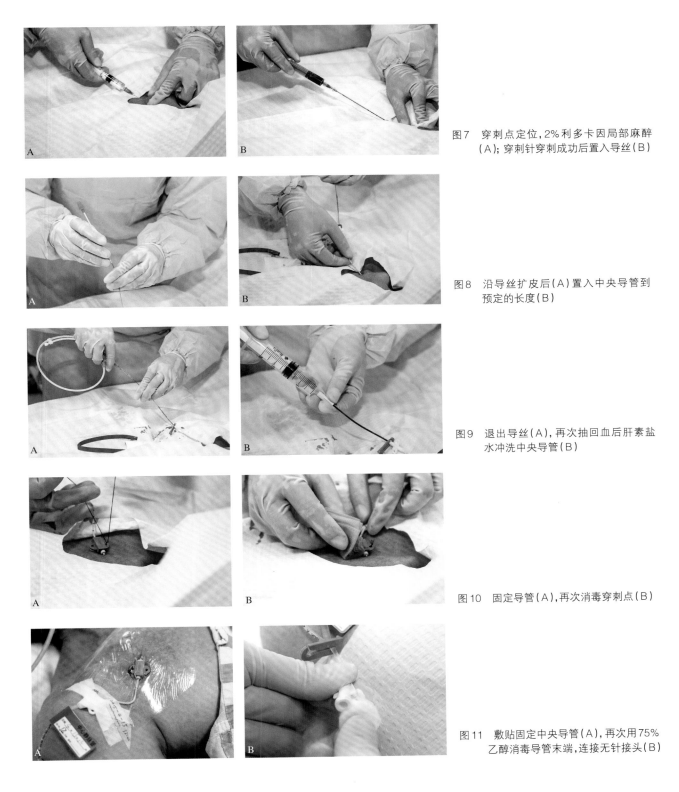

图7　穿刺点定位, 2%利多卡因局部麻醉
　　　(A); 穿刺针穿刺成功后置入导丝(B)

图8　沿导丝扩皮后(A)置入中央导管到
　　　预定的长度(B)

图9　退出导丝(A), 再次抽回血后肝素盐
　　　水冲洗中央导管(B)

图10　固定导管(A), 再次消毒穿刺点(B)

图11　敷贴固定中央导管(A), 再次用75%
　　　乙醇消毒导管末端, 连接无针接头(B)

参 考 文 献

[1] 胡必杰, 刘荣辉, 陈文森.SIFIC医院感染预防与控制临床实践指引(2013年)[M].上海: 上海科学技术出版社, 2013: 244-
248.
[2] 王建荣, 蔡虹, 呼滨.输液治疗护理实践指南与实施细则[M].北京: 人民军医出版社, 2010: 10-11.

七、PICC 置 管

范珊红　马黎黎

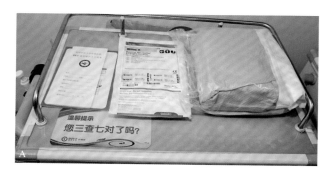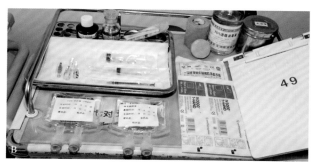

图1　物品准备(A、B)

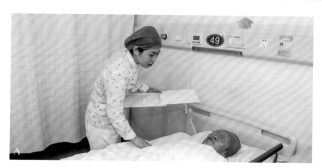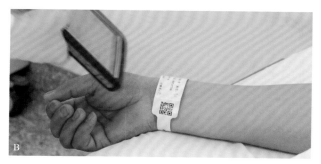

图2　核对床号、姓名,检查知情同意书是否签名、穿刺部位皮肤是否已清洗(A、B)

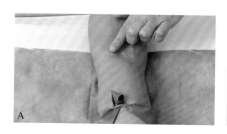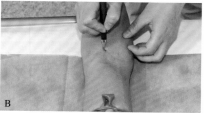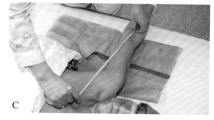

图3　协助患者取舒适卧位,选择肘部血管(贵要静脉→肘正中静脉→头静脉)测量置管长度(穿刺点→右胸锁关节→胸骨第三肋骨上缘),并测量臂围(A、B、C)

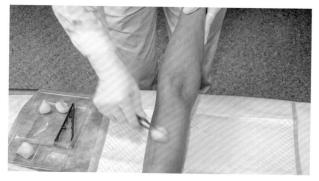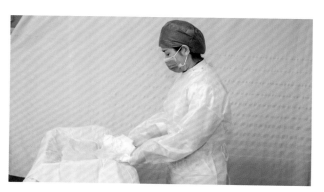

图4　置管部位皮肤消毒:以穿刺部位为中心,由内向外缓慢旋转,逐步涂擦,共2次,消毒范围直径应>15 cm

图5　医务人员穿无菌手术衣、戴外科口罩、帽子、戴无菌手套

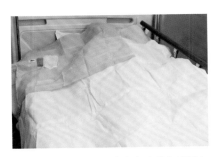

图6 建立无菌区,患者全身覆盖大无菌巾

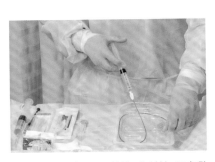

图7 术者检查PICC导管、穿刺针,肝素稀释液预冲PICC管后,冲洗导管,注意无菌技术

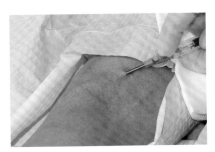

图8 局麻,试穿后,穿刺

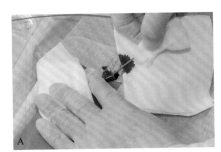

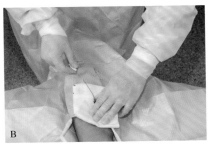

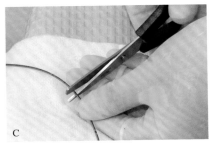

图9 引入导管,退出导丝,修剪导管(A、B、C)

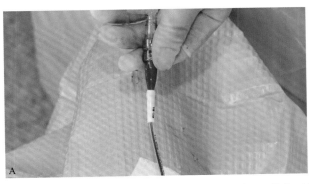

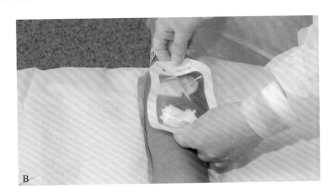

图10 连接正压接头,冲洗导管,消毒穿刺点,敷贴固定

参 考 文 献

王建荣.静脉治疗护理实践指南与实施细则[M].北京:人民军医出版社,2009:97-103.

八、肝素帽、正压接头更换流程

唐红萍

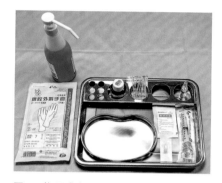

图1 物品准备：肝素帽、快速手消毒剂、10 ml 生理盐水注射器、无菌手套、棉签、胶布、0.5% 碘伏

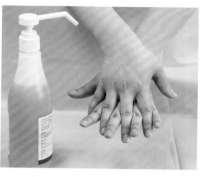

图2 操作人员准备：戴口罩帽子、手卫生

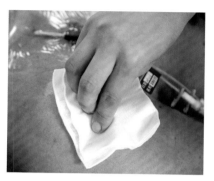

图3 揭开固定接头的胶布，观察并清洁皮肤

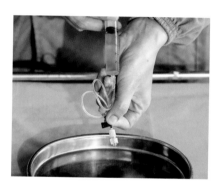

图4 检查接头有效期，打开肝素帽、正压接头包装，用 10 ml 生理盐水注射器预冲接头待用

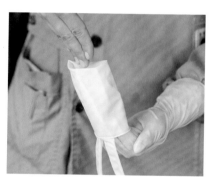

图5 操作者手卫生后戴手套

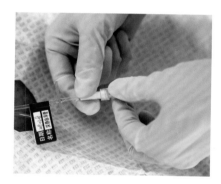

图6 卸下旧接头

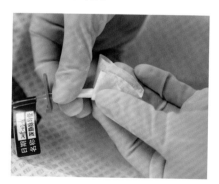

图7 用合适的消毒液消毒导管接头外壁，并消毒导管接头下皮肤

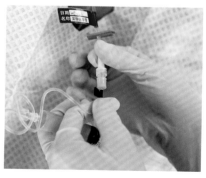

图8 连接预冲好的肝素帽、正压接头，确保连接紧密

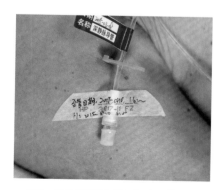

图9 标注肝素帽、正压接头更换日期

参 考 文 献

［1］胡必杰,郭燕红,高光明,等.医院感染预防与控制标准操作规程(参考版)［M］.上海：上海科学技术出版社,2010.
［2］王建荣.输液治疗护理实践指南与实施细则［M］.北京：人民军医出版社,2011.

九、插管部位敷料更换流程

唐红萍

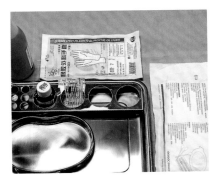

图1　物品准备：快速手消毒剂、无菌手套、0.5%碘伏、一次性敷料包

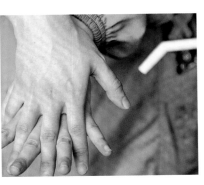

图2　操作人员准备：洗手或卫生手消毒、戴帽子口罩

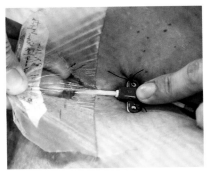

图3　去除透明敷料外胶带，用食指轻压穿刺点，沿四周平拉透明敷料，自下而上拆除原有透明敷料

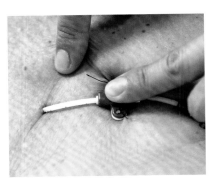

图4　评估穿刺点有无异常，导管有无脱出，消毒手

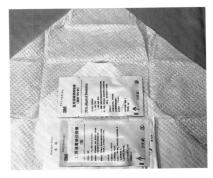

图5　打开换药包

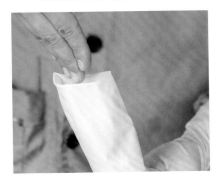

图6　戴无菌手套

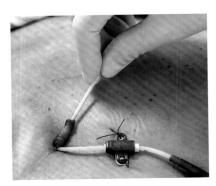

图7　用适宜的消毒剂消毒皮肤及导管（至少消毒三遍，顺时针-逆时针-顺时针），消毒面积以穿刺点为中心直径20 cm以上

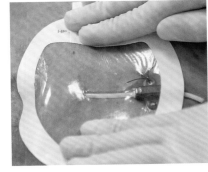

图8　调整导管位置，重新固定导管，贴透明贴膜

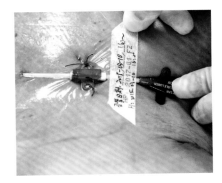

图9　记录更换日期和时间

参 考 文 献

［1］胡必杰,郭燕红,高光明,等.医院感染预防与控制标准操作规程(参考版)［M］.上海：上海科学技术出版社,2010.
［2］王建荣.输液治疗护理实践指南与实施细则［M］.北京：人民军医出版社,2011.

十、中央导管维护技术

范珊红　马黎黎

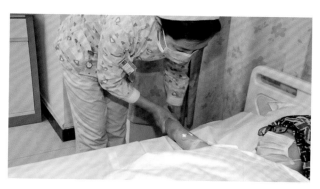

图1　定期评估穿刺点及中心静脉导管有无异常。评估内容包括：穿刺点有无红、肿、痛、渗血和渗液，触摸穿刺点和静脉走行周围有无疼痛或硬结，导管有无移动、脱出、回血，敷料有无潮湿、脱落、蜷曲、松动、污染，输液接头有无松动、破损等

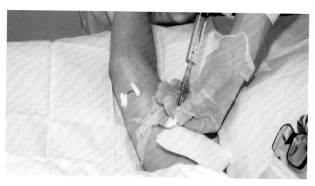

图2　输液前需抽回血，再脉冲式冲管10~15 ml生理盐水，如无回血则需确定导管位置

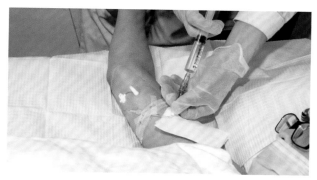

图3　每次输液后用10~15 ml生理盐水脉冲式冲管，并正压封管

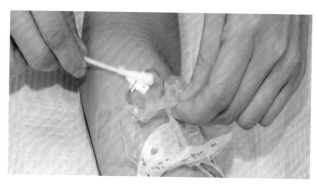

图4　换药或更换敷贴时观察并记录体外导管的刻度

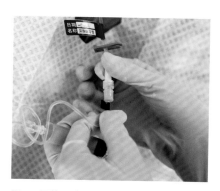

图5　更换肝素帽/正压接头遵循本节"八、肝素帽/正压接头更换流程"进行

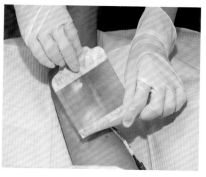

图6　更换敷贴遵循本节"十、插管部位敷料更换流程"进行

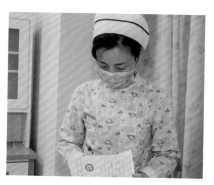

图7　在进行维护后在使用、维护表格上登记并签字

参 考 文 献

王建荣.静脉治疗护理实践指南与实施细则［M］.北京：人民军医出版社,2009：97-103.

第三章

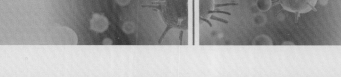

重点人群、部门医院感染预防

一、新生儿暖箱日常清洁消毒

编写：陈修文 谢承峰 辛 萍 摄影：陈修文

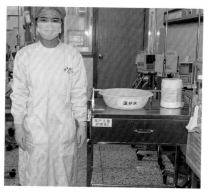

图1 人员准备（穿戴防护用品）、物品准备（抹布、清洁用水、消毒巾）

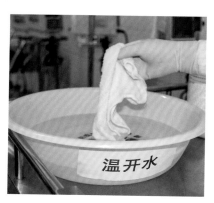

图2 清洁抹布在温开水或冷开水中浸泡打湿

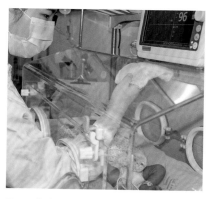

图3 将清洁抹布拧干，擦拭新生儿暖箱内表面

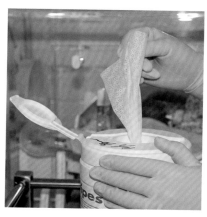

图4 取消毒湿巾或自配消毒抹布（如含氯消毒液500 mg/L）

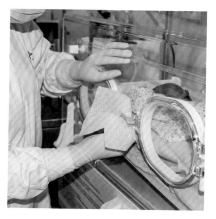

图5 擦拭暖箱外表面，重点注意门把手等手频繁接触部位

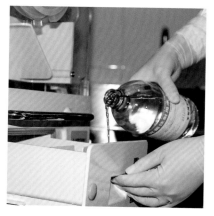

图6 湿化用水每日更换，水槽每周清洁消毒1~2次

────── 参 考 文 献 ──────

胡必杰,倪晓平,覃金爱.医院环境物体表面清洁与消毒最佳实践［M］.上海：上海科学技术出版社,2012.

二、新生儿培养箱终末清洗消毒方法

编写：陈修文　谢承峰　辛　萍　摄影：陈修文

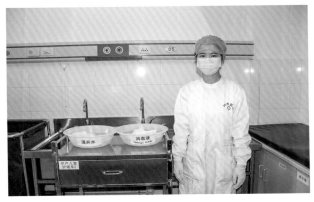

图1　物品及人员准备

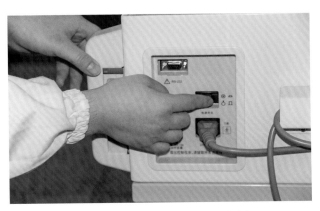

图2　切断电源,拔下电源线,推入消毒间

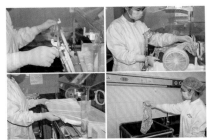

图3　床套、被单拆卸放入污衣袋内,培养箱最大限度拆卸为最小单元

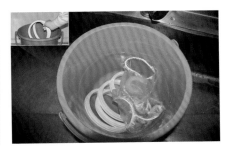

图4　床隔板密封条、垫圈、窗塑料套、输液软垫等浸泡消毒(500 mg/L含氯消毒剂30分钟),自来水冲洗、清洁抹布擦干

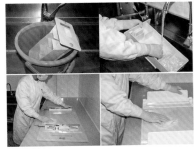

图5　水箱、塑料板自来水冲洗后,500 mg/L含氯消毒剂擦拭消毒,再使用清洁抹布擦拭

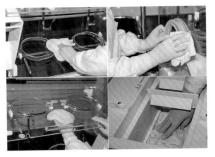

图6　不可拆卸部分如培养箱恒温罩、温度控制仪、婴儿床、床垫、床隔板等用500 mg/L含氯消毒剂对所有表面进行擦拭消毒,再使用清洁抹布擦拭

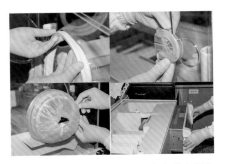

图7　清洁消毒、干燥后,将所有部件全部安装到位,确保密封条四周完全密封,以免床面受热不均匀,贴上消毒日期标签、备用

参 考 文 献

［1］胡必杰,倪晓平,覃金爱.医院环境物体表面清洁与消毒最佳实践［M］.上海:上海科学技术出版社,2012.
［2］胡必杰,刘荣辉,陈文森.SIFIC医院感染预防与控制临床实践指引(2013年)［M］.上海:上海科学技术出版社,2013.

三、新生儿沐浴

吕玉芳　张卫兵

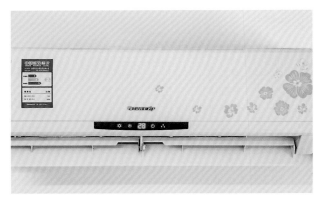

图1　环境准备：关闭门窗，调节室温在26℃～28℃

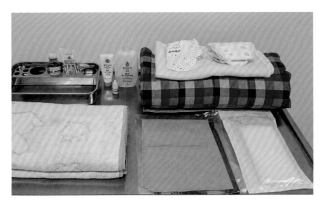

图2　用物准备：毛巾两块，一次性垫巾，一次性塑料盆套，婴儿沐浴液，护臀霜，眼药水，75%乙醇，无菌棉签，清洁衣物，抗湿罩袍

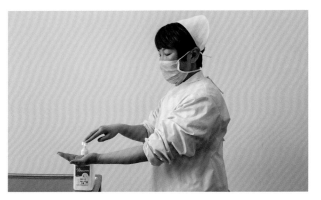

图3　操作人员身着抗湿罩袍进行手卫生

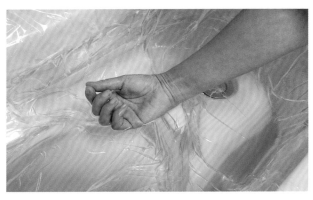

图4　用手背或腕部测试水温，调节水温至38℃～40℃

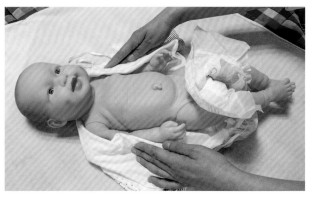

图5　在拆褓台拆褓，查看新生儿皮肤及脐带情况

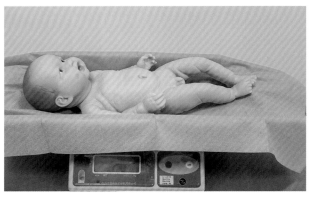

图6　称重

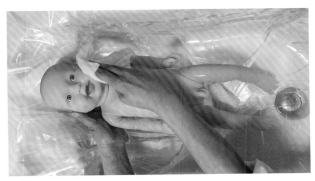

图7　放置于盆内，用拇、中指捏住新生儿双耳护耳。头部沐浴顺
序，眼睛-脸部-头发（内眦洗向外眦）-擦干身体沐浴顺序，
颈部-胸部-腹部-腋窝-上肢-腹股沟及外生殖器（女婴应从
前到后）。

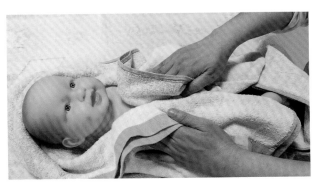

图8　用毛巾轻轻沾干全身

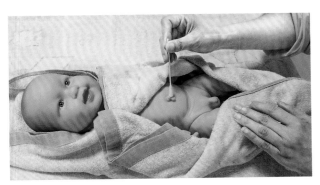

图9　按相应操作规范护理眼部、臀部、脐部

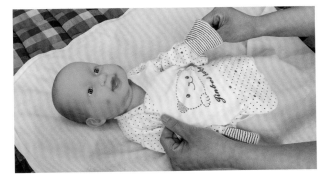

图10　更换清洁衣物

─────── 参 考 文 献 ───────

胡必杰,郭燕红,高光明,等.医院感染预防与控制标准操作规程(参考版)[M].上海:上海科学技术出版社,2010.

四、新生儿脐部护理

吕玉芳　张卫兵

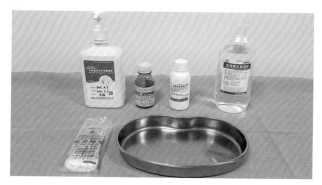

图1　物品准备：手消毒液、75%乙醇、无菌棉签、双氧水、生理盐水、弯盘

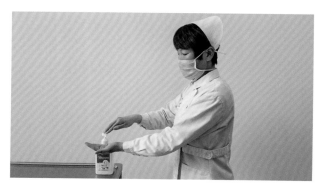

图2　人员准备：操作者戴帽子、口罩进行手卫生

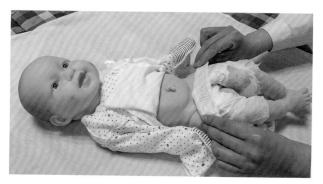

图3　打开包被，暴露腹部，检查脐部

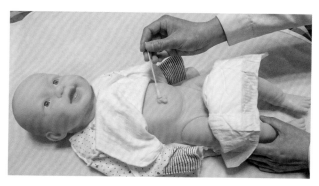

图4　用75%乙醇棉签，从脐中央按顺时针方向慢慢向外消毒脐轮及脐带残端，重复3次

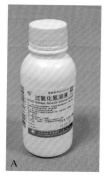
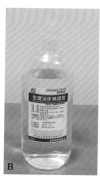
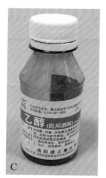

图5　脐部脓性分泌物处理：先用双氧水、生理盐水清洁，再用75%乙醇棉签消毒(A、B、C)

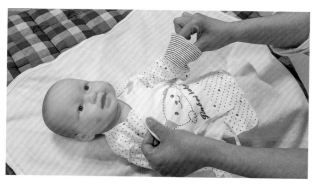

图6　更换清洁婴儿服，尿布

参 考 文 献

中华医学会.临床技术操作规范护理分册［M］.北京：人民卫生出版社,2005：117.

第二节　手术室

一、医务人员出入手术部流程

编写：董艳萍　李堃　摄影：李文强

（一）入手术室流程

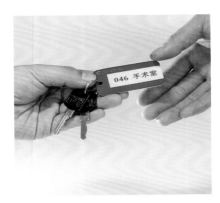

图1　登记领取钥匙

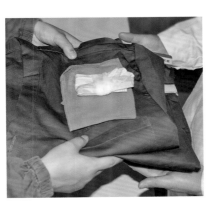

图2　领取手术衣裤、口罩、帽子

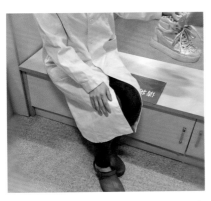

图3　换鞋：将外出鞋放入个人鞋柜，手术室专用鞋不可踩踏外出鞋踩踏区域

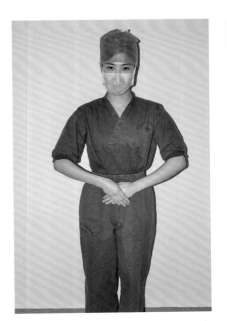

图4　进入更衣室去除饰物，更换手术室专用衣裤，按要求戴口罩、帽子。

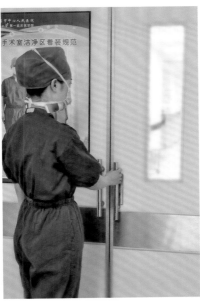

图5　通过医务人员通道进入洁净区

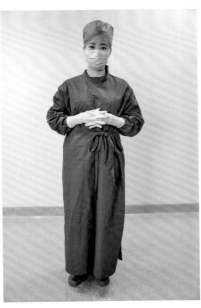

图6　术前进行外科洗手消毒后穿无菌手术衣，戴无菌手套

（二）出手术室流程

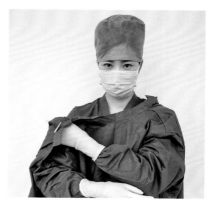

图7 术毕,脱手术衣、脱手套,将脱下的手术衣放入污衣桶

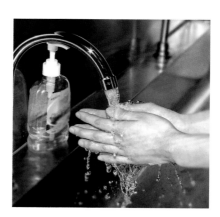

图8 洗手

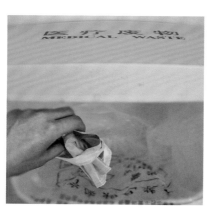

图9 进入手术室生活区,脱口罩、帽子。脱口罩时注意避免接触口罩污染面,口罩、帽子按医疗废物处理

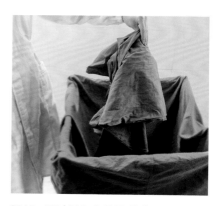

图10 通过医务人员通道进入更衣室更衣,在更衣室更换个人衣裤,将更换下的衣裤放入污衣袋

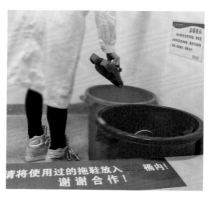

图11 换鞋,将手术室专用鞋放入污鞋回收筐

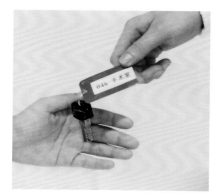

图12 归还钥匙,离开手术室

注意事项:

1. 入手术部要点:① 患有上呼吸道感染、未愈的手臂皮肤病者不可参加手术。② 医务人员按照手术工作人员路线进入手术部,更鞋、更衣。③ 个人内衣应保持清洁,衣领衣袖长度不得超过刷手衣。④ 刷手前应摘除手表、首饰,并适当剪除指甲,不得涂抹指甲油。⑤ 如有条件,应在手术前沐浴。

2. 出手术部要点:① 手术口罩、帽子及刷手衣应投放到指定的回收地点。② 手术拖鞋应集中回收到指定地点,统一进行清洗消毒。③ 参加手术人员离开之前,应沐浴更衣。

--- 参 考 文 献 ---

刘秋秋,刘小玲,龚瑞娥,等.图解手术部标准工作流程［M］.长沙:湖南科学技术出版社,2011:5-7.

二、手术患者出入流程

殷 娅

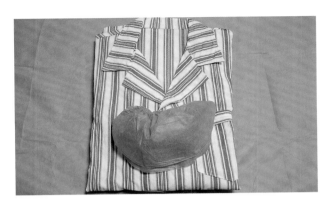

图1 手术患者需更换清洁病员服、戴一次帽子入手术室

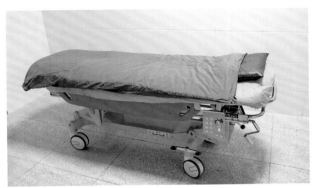

图2 手术当日接送人员准备接送车,更换清洁被服

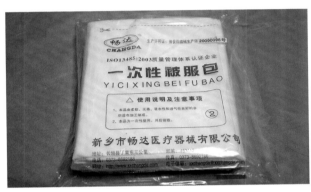

图3 特殊感染(指朊病毒、气性坏疽、破伤风及突发原因不明的传染病)患者转运车需铺一次性被单

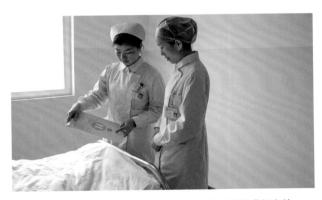

图4 对"传染性疾病或多重耐药菌感染患者"进行交接

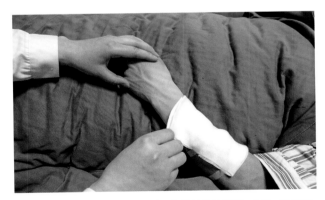

图5 急诊或有开放伤口的患者,先简单清洁污渍、血迹、渗出物,遮盖伤口后再进入手术部限制区

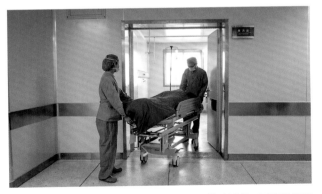

图6 由患者通道送入手术间;不推荐使用粘胶地垫;不推荐使用交换车

— 参 考 文 献 —

胡必杰,刘荣辉,陈文森.SIFIC医院感染预防与控制临床实践指引(2013年)[M].上海:上海科学技术出版社,2013:270.

三、穿全遮盖式无菌手术衣流程

唐红萍

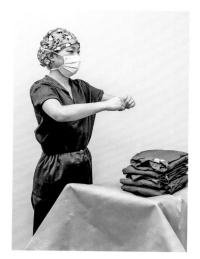

图1　物品准备：无菌手术衣包。操作人员准备：着装规范（外科手消毒、手术衣裤、帽子、外科口罩）

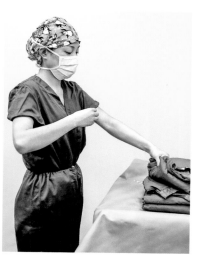

图2　巡回护士打开手术衣包，操作者单手取衣

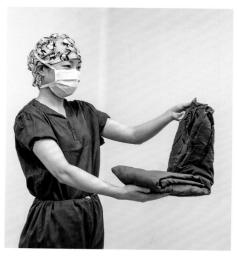

图3　操作者手持衣领打开手术衣

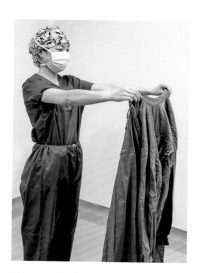

图4　双手捏住衣领两角，衣袖向前位将衣展开，衣内面朝向自己

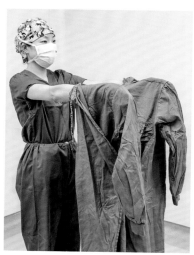

图5　向上轻抛手术衣，顺势将双手插入袖中

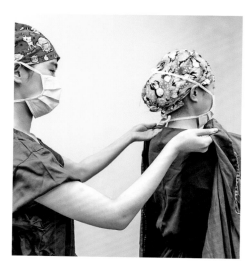

图6　巡回护士在穿衣者背后抓住衣领内面，协助上拉袖口

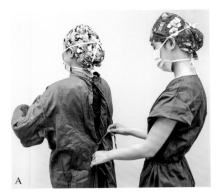
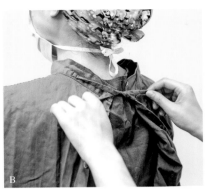

图 7　巡回护士在穿衣者背后系住衣服后带(A、B)

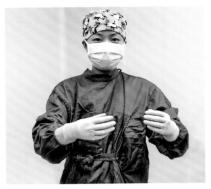

图 8　穿衣者戴好无菌手套

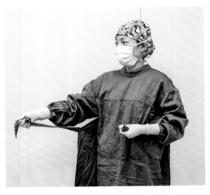

图 9　穿衣者解开腰间活结并将腰带递出

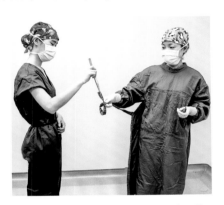

图 10　巡回护士用无菌持物钳夹持腰带

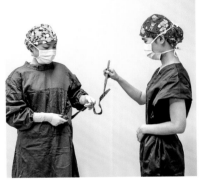

图 11　巡回护士用无菌持物钳夹持腰带绕穿衣者一周后交于穿衣者

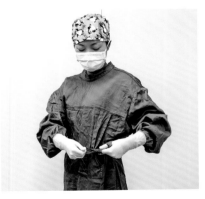

图 12　穿衣者将腰带自行系于腰间

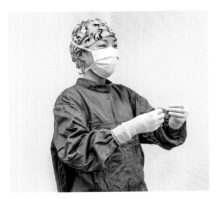

图 13　穿好无菌手术衣后

　　注意事项：① 取手术衣时避免手触及下层手术衣。② 打开手术衣时注意周边环境宽敞，手及手术衣不可触及周边物体。③ 穿手术衣时注意两臂不能外展和高举过肩。④ 巡回护士协助结衣带时不可触及手术衣其他部位。⑤ 穿好手术衣后，双手应保持在腰以上、胸前及视线范围内。

参　考　文　献

［1］胡必杰，刘荣辉，陈文森.SIFIC医院感染预防与控制临床实践指引（2013年）［M］.上海：上海科学技术出版社，2013：270-271.
［2］李乐之，路潜.外科护理学［M］.第5版.北京：人民卫生出版社，2012：84.

四、自行脱手术衣流程

唐红萍

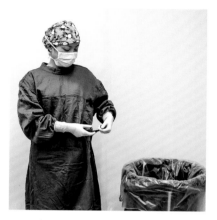

图1 物品准备：污衣袋。人员准备：手术人员打开手术衣腰间活结

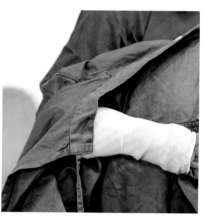

图2 左手抓住手术衣右肩往下拉，使衣袖外翻

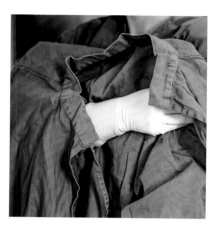

图3 右手抓住手术衣左肩往下拉，使衣袖外翻

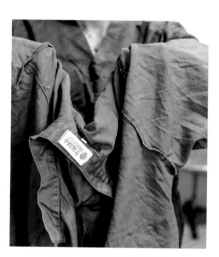

图4 衣里外翻,脱手术衣

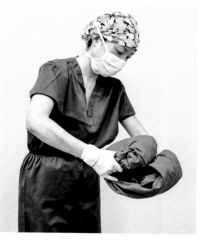

图5 手术衣内面外翻包住整件手术衣

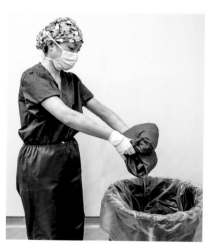

图6 放入污衣袋

注意事项：注意保护手臂及洗手衣裤不被手术衣外面污染。

参 考 文 献

[1] 胡必杰,刘荣辉,陈文森.SIFIC医院感染预防与控制临床实践指引（2013年）[M].上海：上海科学技术出版社,2013：270-271.
[2] 李乐之,路潜.外科护理学[M].第5版.北京：人民卫生出版社,2012：86.

五、传统戴无菌手套法

唐红萍

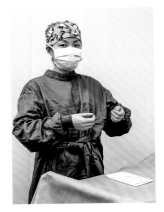

图1 物品准备：检查无菌手套有效性，去除外包装。操作人员准备：着装规范，穿手术衣、帽子、外科口罩，双手保持在腰以上、胸前

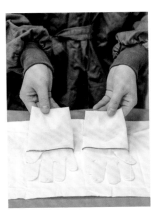

图2 掀开手套袋开口处，捏住手套口向外反折部分（即手套内面）

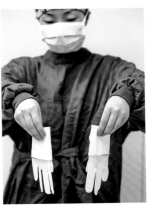

图3 取出手套，分清左、右侧，避免触及手套外面

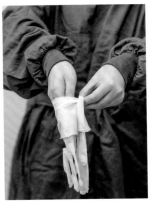

图4 左手捏住并显露右侧手套口，将右手插入手套内，戴好手套

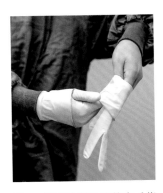

图5 用已戴好手套的右手指插入左手手套口反折部分的内面（即手套的外面），帮助左手插入手套并戴好，注意已戴手套的手不可触及手套内面

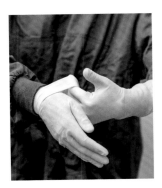

图6 分别将左、右手套的反折部翻回，并盖住手术衣的袖口

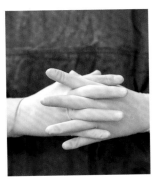

图7 双手交握，测试是否漏气

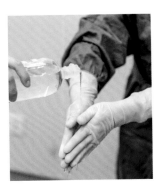

图8 用无菌生理盐水冲洗手套上的滑石粉，瓶口不可触及手套外面

注意事项：① 取手套时捏住翻折部分，不可触及手套外面。② 注意已戴手套的手不可触及手套内面。③ 发现手套破损应及时更换。④ 冲洗时瓶口不可触及手套外面。

参 考 文 献

［1］胡必杰，刘荣辉，陈文森.SIFIC 医院感染预防与控制临床实践指引（2013年）［M］.上海：上海科学技术出版社，2013：9.
［2］李乐之，路潜.外科护理学［M］.第5版.北京：人民卫生出版社，2012：86.

六、他人协助戴无菌手套法

唐红萍

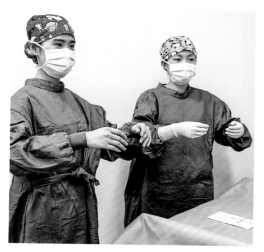

图1　物品准备：检查无菌手套有效性，去除外包装。操作人员准备：着装规范，穿手术衣、帽子、外科口罩，双手保持在腰以上、胸前

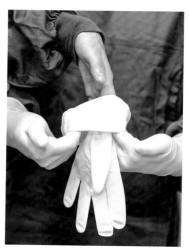

图2　器械护士双手手指（拇指除外）插入手套反折扣内面的两侧，四指用力稍向外拉开，手套掌面对向术者，拇指朝外上，小指朝内下，呈外八字形，扩大手套入口，有利术者穿戴

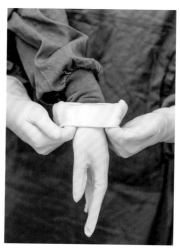

图3　术者左手伸开对准手套，五指向下，器械护士向上提手套

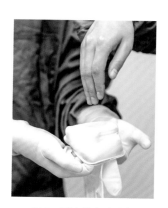

图4　同法戴右手手套

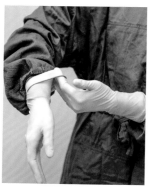

图5　术者自行将手套反折部翻转压住手术衣袖口。翻转时，戴手套的手指不可触及皮肤

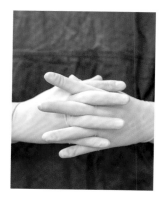

图6　双手交握，测试是否漏气

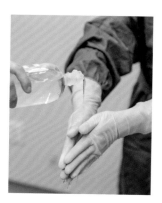

图7　用无菌生理盐水冲洗手套上的滑石粉，瓶口不可触及手套外面

注意事项：① 取手套时捏住翻折部分，不可触及手套外面。② 注意已戴手套的手不可触及手套内面。③ 发现手套破损应及时更换。

参 考 文 献

魏革，刘苏君.手术室护理学［M］.第2版.北京：人民军医出版社,2005.

七、无接触式戴无菌手套

编写：张淑敏　潘颖颖　朱　熠　邵其君　摄影：马明超

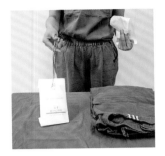

图1　物品准备：检查手套的有效性和型号，去除外包装放于无菌台面上

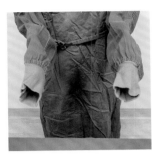

图2　人员准备：操作者穿手术衣，双手伸到袖口处，但手不出袖口

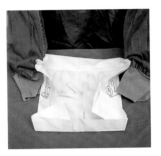

图3　双手在袖筒内将手套包装打开平放于无菌台面上。手套指尖朝向操作者

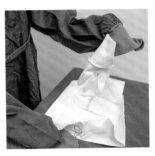

图4　左手隔着衣袖取左手手套

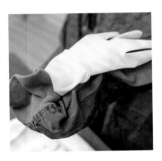

图5　将手套手指向手臂，拇指朝下，各手指相对，放于隔着衣袖的左手掌上

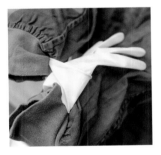

图6　左手隔着衣袖捏住手套一侧反折边，右手隔着衣袖将手套的另一侧反折边抓住

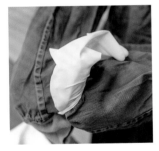

图7　将手套翻于袖口上

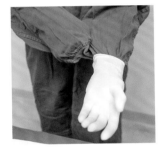

图8　轻提衣袖，使各手指进入左手手套内

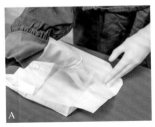
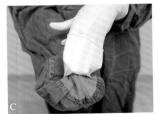
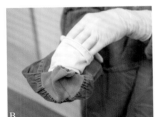
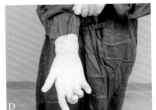

图9　同法戴好右手手套（A、B、C、D）

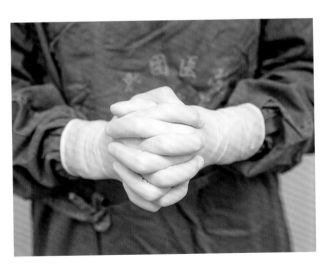

图10　双手交握，测试是否漏气

注意事项：

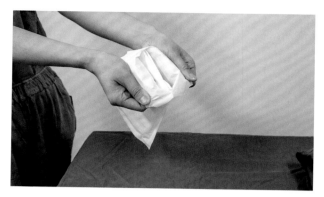

图 11　禁止在无菌台上开启外包装

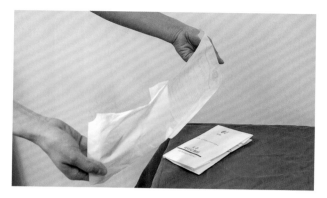

图 12　不能直接投放到无菌台上

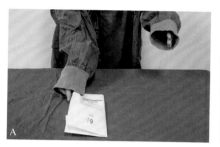

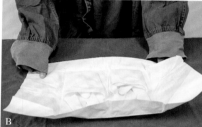

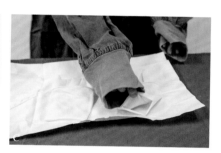

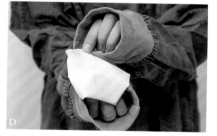

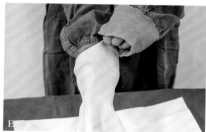

图 13　手不能接触无菌手套（A、B、C、D、E）

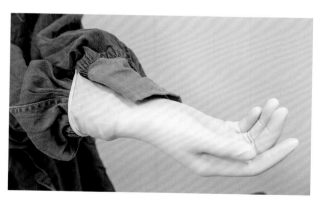

图 14　不能提拉手套边缘

参 考 文 献

［1］李乐之,路潜.外科护理学［M］.第5版.北京：人民卫生出版社,2012：85.

［2］刘秋秋,刘小玲,龚瑞娥,等.图解手术部标准工作流程［M］.长沙：湖南科学技术出版社,2011：76-79.

八、设无菌器械台铺设流程

编写：董艳萍 李方芳 摄影：李文强

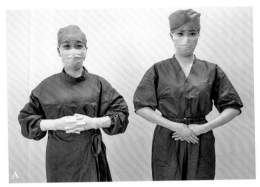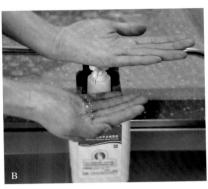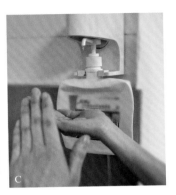

图1 巡回护士规范着装，卫生手消毒；器械护士外科手消毒，穿手术衣、无菌手套（A、B、C）

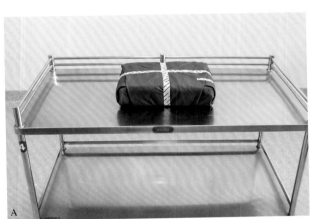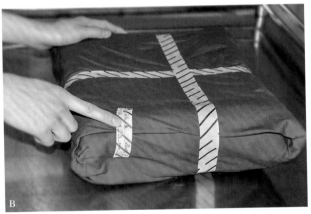

图2 将无菌器械包置于清洁器械台中央（A），检查无菌包名称、灭菌日期和包外化学灭菌指示胶带，包布是否完整、干燥，有无破损（B）

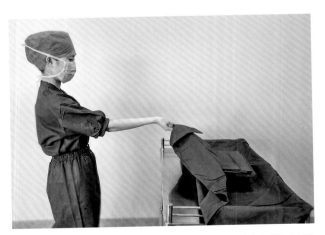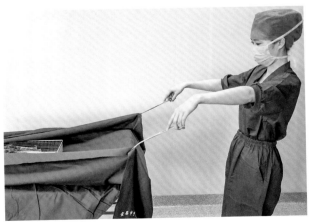

图3 巡回护士用手依次打开外层包布的对侧、左侧、右侧及近侧

图4 巡回护士用无菌持物钳按上述顺序打开内层包布（持物钳不可接触外层包布或低于器械台水平面以下），检查包内化学指示卡

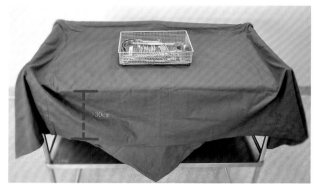

图5 无菌器械台的铺巾保证4~6层，无菌单下垂至少30 cm，并保证无菌单下缘在回风口以上

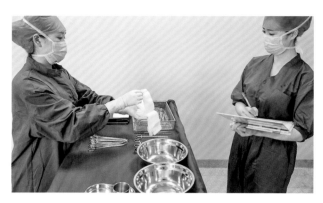

图6 核对包内器械卡与实物数目、规格，检查器械、敷料的完整性，清点器械、敷料等

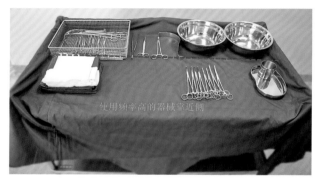

图7 将器械按使用先后分类，并有序摆放，物品不可超出台缘，使用频率高的器械靠近侧

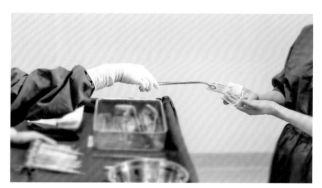

图8 与巡回护士配合取用一次性无菌物品、无菌液体

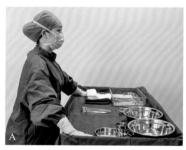
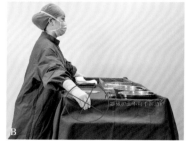
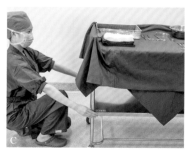
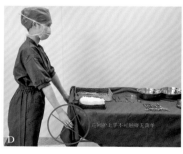

图9 移动无菌台时，器械护士不可手握边栏（A、B）；巡回护士不可触及下垂的包布（C、D）

参 考 文 献

［1］李乐之,路潜.外科护理学［M］.第5版.北京：人民卫生出版社,2012：86.
［2］刘秋秋,刘小玲,龚瑞娥,等.图解手术部标准工作流程［M］.长沙：湖南科学技术出版社,2011：5-7.

九、术中一次性无菌物品使用方法

编写：董艳萍　摄影：李方芳

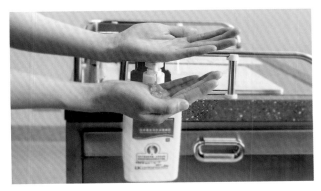

图1　巡回护士手卫生消毒

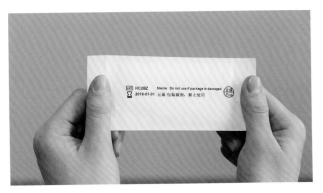

图2　巡回护士检查一次性无菌物品的有效期、外包装的完整性及灭菌是否合格

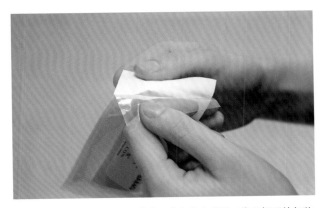

图3　巡回护士按一次性无菌物品外包装上的开口指示打开外包装

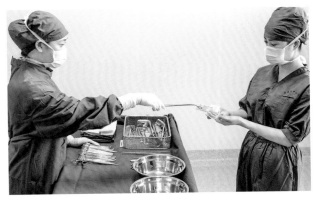

图4　洗手护士使用持物钳或血管钳夹取无菌物品

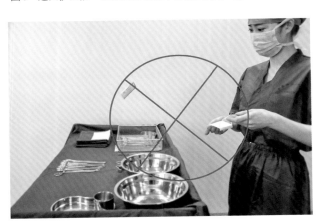

图5　不得将物品采取抛、扔的方式供应

参 考 文 献

［1］魏革, 刘苏君, 等. 手术室护理学［M］. 第2版. 北京：人民军医出版社, 2010：32.
［2］中华人民共和国卫生部. 医务人员手卫生规范［S］. 2009.

十、术中急救器械处置流程

编写：董艳萍 李方芳 摄影：李文强

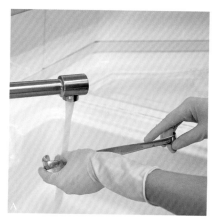

图1 巡回护士将术中坠落、无备用且必须继续使用的器械清洗干净(A、B)

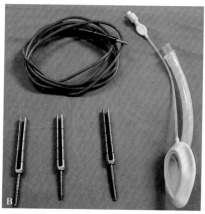

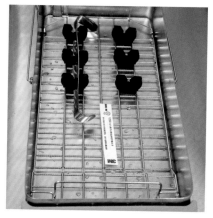

图2 使用卡式盒或专用灭菌容器盛放裸露物品

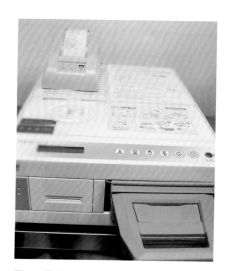

图3 使用卡式快速灭菌器或小型压力蒸汽灭菌器进行快速压力蒸汽灭菌

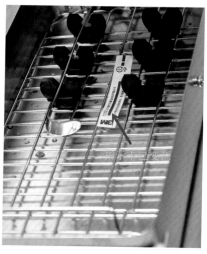

图4 器械灭菌后，查看灭菌指示卡是否变色，确认灭菌效果

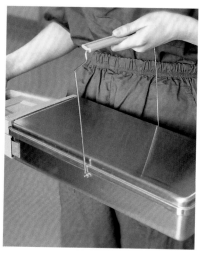

图5 采用密闭式容器运输，避免运输过程中污染，器械于4 h内使用

附表：

小型蒸汽灭菌器类型	适用器械	器械包装
B型	实体器械,带孔、腔体器械	有或无包装均可
N型	实体器械	裸露灭菌
S型	用于制造商规定的特殊物品	有或无包装均可

十一、清洁物品进入手术间流程

编写：董艳萍　摄影：李方芳

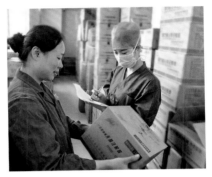

图1　辅助人员将所需的清洁物品送至手术室工作人员通道，与手术室进行清点交接

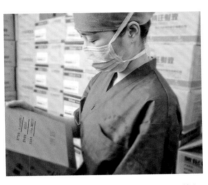

图2　手术室人员查看整箱外包装灭菌标识合格后，打开外包装

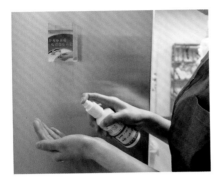

图3　接触清洁物品前进行手卫生

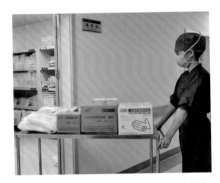

图4　将物品用转运车运送到相应的储存间，分类摆放

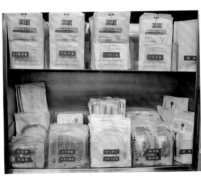

图5　手术间内存放的物品，根据有效期合理摆放和取用。专人负责定期检查、整理、补充，物品柜保持清洁

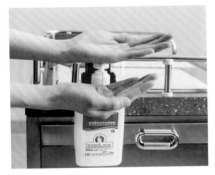

图6　无菌物品发放或自取前，进行手卫生

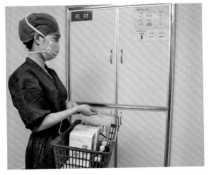

图7　确认物品的有效性后，用无菌物品运送筐或车送至手术间

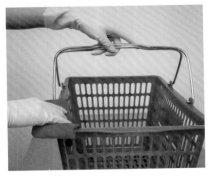

图8　无菌物品运送筐或车使用后，每天进行清洁，干燥备用

参 考 文 献

［1］高兴莲,田莳.手术室专科护士培训与考核［M］.北京：人民军医出版社,2014：34.
［2］刘秋秋,刘小玲,龚瑞娥,等.图解手术部标准工作流程［M］.长沙：湖南科学技术出版社,2011：160-170.

十二、污染器械收集法

殷 娅

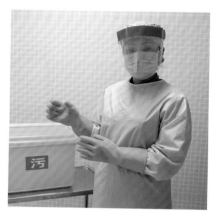

图1 操作前准备。人员准备：穿防水围裙，戴帽子、口罩、手套，必要时戴防护面罩。物品准备：器械回收密封箱

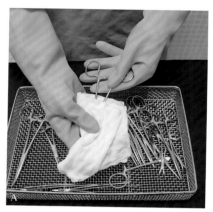

图2 初步去除污染：污染不严重的，可使用清水纱布擦拭（A）；污染严重的，用流动水冲洗（B）

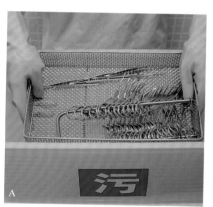

图3 分类放入回收箱：治疗碗、盘放入回收箱；血管钳、剪刀等器械扣齿后放入篮筐；特殊专科器械放入篮筐；需维修或报废的器械做标识（A、B）

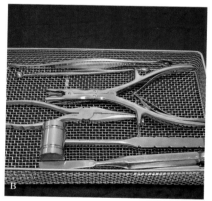

图4 喷洒保湿剂后密闭回收箱

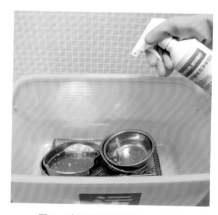

图5 按照规定路线运送至消毒供应中心

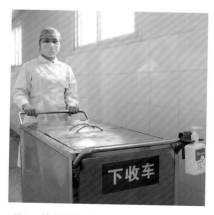

图6 器械清点：在消毒供应中心独立设置的器械清点区域进行

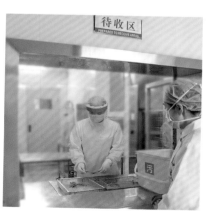

图7 回收工具：每次使用后应清洗、消毒，干燥备用

十三、特殊污染器械收集法

殷　娅

特殊污染器械包括：被朊病毒、气性坏疽、突发原因不明的传染病病原体污染的器械。

原则：特殊感染患者宜选用一次性使用医疗器械、器具和物品。

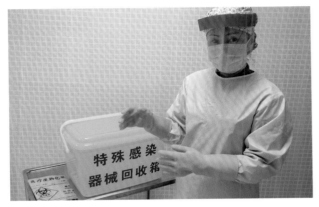

图1　操作前准备。人员准备：穿防水围裙，戴帽子、口罩、手套、防护面罩。物品准备：黄色塑料袋、特殊污染器械专用回收密封箱

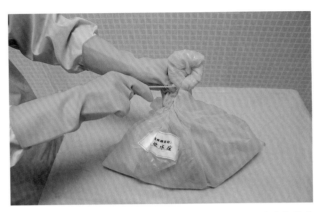

图2　一次性使用医疗器械、器具和物品：放入双层医疗废物袋密封，焚烧处理

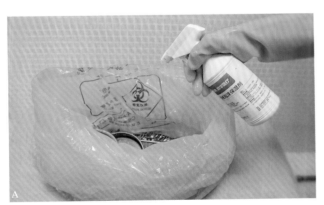

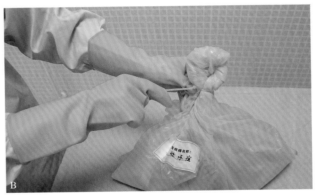

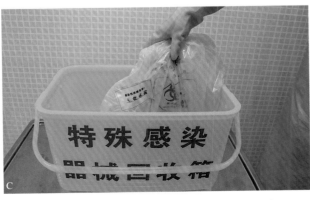

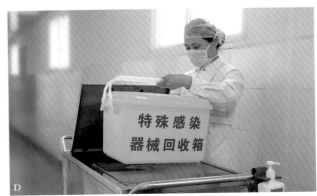

图3　可复用医疗器械、器具和物品：A. 将特殊污染器械放入双层黄色塑料袋，喷洒保湿剂；B. 封袋，标注感染性疾病名称；C. 再放入特殊污染器械专用回收箱中密封，并标明感染性疾病名称；D. 由消毒供应中心人员单独回收

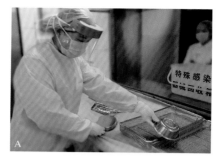
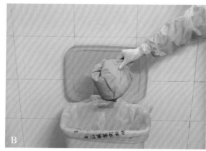

图4 为防止污染扩散,清点器械时采用一次性塑料薄膜覆盖操作台(A),操作完成后按医疗废物焚烧处理(B)

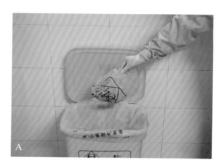
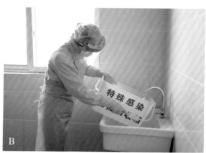

图5 使用后的黄色塑料袋按医疗废物焚烧处理(A),回收工具清洗、消毒,干燥备用(B)

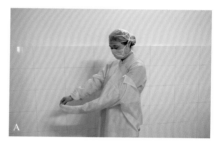
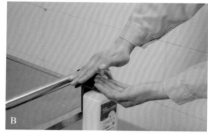
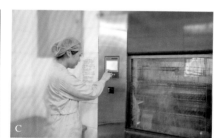

图6 每次处理工作结束后,立即更换个人防护用品(A),洗手后进行手消毒(B),消毒清洗器具(C)

注意事项:被特殊污染器械污染的环境物体表面应用清洁剂清洗,采用10 000 mg/L的含氯消毒剂消毒,至少作用10 min。

参考文献

中华人民共和国卫生部.医院消毒供应中心 第2部分:清洗消毒与灭菌技术操作规范WS310.2—2009[S].2009.

一、备　皮　术

卢　锋

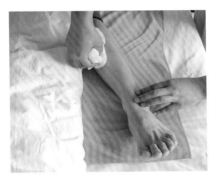

图1　对患者进行备皮宣教,术前一日或当日用肥皂或抗菌剂沐浴或床上洗浴

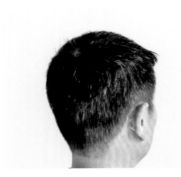

图2　只有在毛发影响手术时才需去除毛发

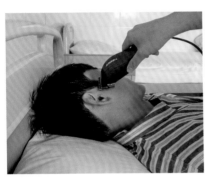

图3　备皮地点:可在病区或手术部准备间进行

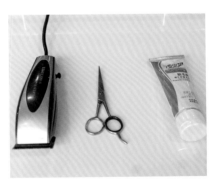

图4　手术当日或即刻,采取不损伤皮肤的方法备皮

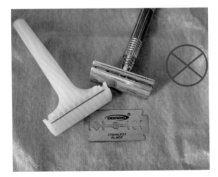

图5　避免使用剃刀剃毛

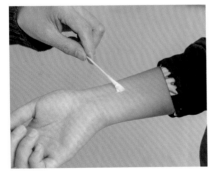

图6　使用脱毛膏前需做过敏试验

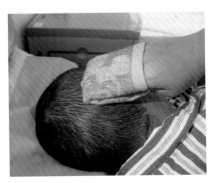

图7　去除毛发前后需清洁备皮区皮肤

参 考 文 献

胡必杰,葛茂军,关素敏.手术部位感染预防与控制最佳实践[M].上海:上海科学技术出版社,2012:34-60.

二、清洁常规步骤

殷 娅

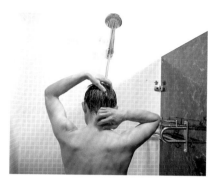

图1 术前一日或手术当日用肥皂或抗菌清洁产品沐浴

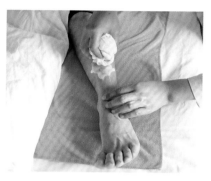

图2 不能下床的患者采取床上洗浴

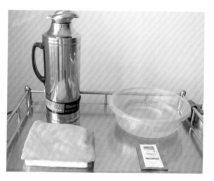

图3 用物准备：温水、清洁产品、毛巾

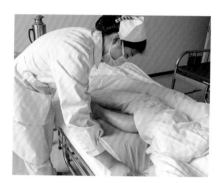

图4 暴露皮肤准备区域，必要时在患者身体下面垫吸湿毛巾

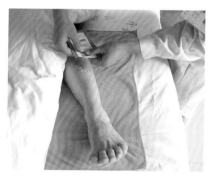

图5 使用清洁产品时采用直线或环形方式机械清洗皮肤，或遵循清洁产品使用说明

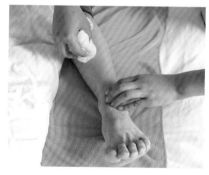

图6 用毛巾蘸取温水清洗已经清洁的皮肤

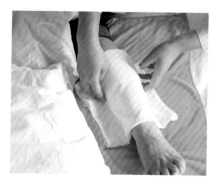

图7 将清洁的毛巾放在皮肤上，吸除水分后拿起，不要在皮肤上擦拭或拖动

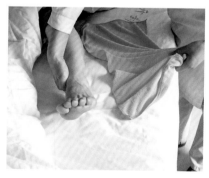

图8 移除垫在患者身体下面的吸湿毛巾，帮助患者更换清洁衣物

参 考 文 献

［1］胡必杰，葛茂军，关素敏.手术部位感染预防与控制最佳实践［M］.上海：上海科学技术出版社，2012：33-46.
［2］Winnipeg Regional Health Authority.Best Practice Guidelines Guideline Name：Surgical Skin Preparation［S］.2011.

三、消毒常规步骤

编写：董艳萍　李方芳　　摄影：李文强

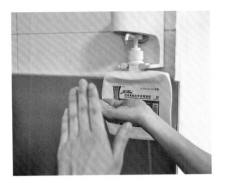

图1　操作人员进行外科手消毒

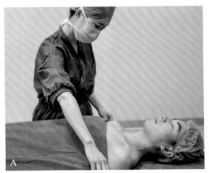

图2　仅暴露皮肤准备区域，以保护患者隐私和体温，必要时在患者身体下面垫吸湿毛巾(A、B)

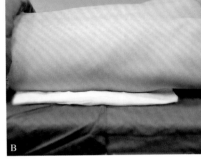

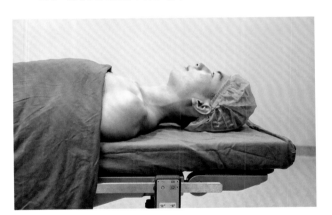

图3　进行手术确认：正确的部位、正确的手术、正确的患者

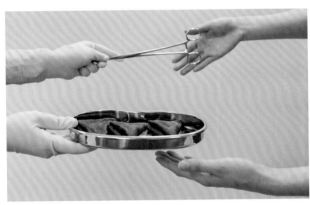

图4　器械护士将盛有无菌纱布和卵圆钳的弯盘递给医生，并倒入碘伏消毒原液

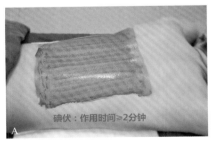

碘伏：作用时间≥2分钟

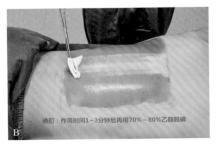

碘酊：作用时间1~3分钟后再用70%~80%乙醇脱碘

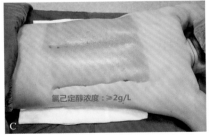

氯己定醇浓度：≥2g/L

图5　遵循由洁到污的原则，从切口部位开始涂抹消毒液，范围包括手术切口周围15~20 cm的区域(A、B、C)

图6　避免同一块消毒纱布在同一区域"往返"涂抹。更换无菌纱布进行第二次消毒，方法同上，但消毒范围应小于第一次消毒范围的2~3 cm；如为感染伤口或肛门区手术，则应从手术区的外周涂向中央处。去除吸湿毛巾，待消毒液自然干燥后铺置无菌巾(A、B)

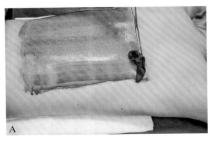

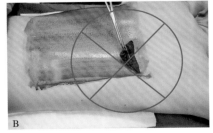

四、头皮消毒

范珊红　许　文

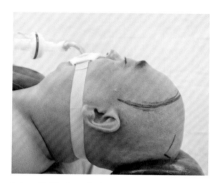

图1　评估术区皮肤准备情况,有无感染、脓肿等

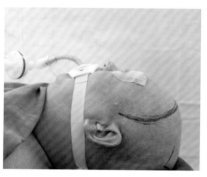

图2　根据拟施手术选择合适的体位,将头部妥善固定于头架上,双眼敷眼贴,清洁棉球填塞外耳道

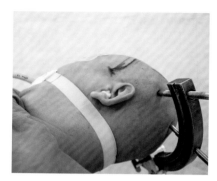

图3　头部皮肤正在消毒,遵循本节"三、消毒常规步骤"

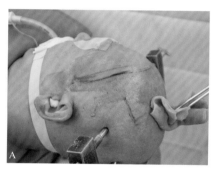

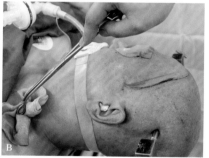

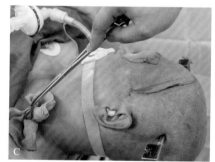

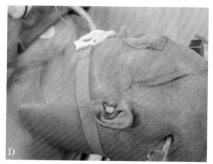

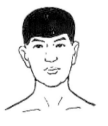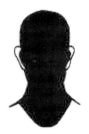

图4　消毒范围包括头及前额,上至眉弓,下至肩峰连线,左右至斜方肌后缘(A、B、C、D、E)

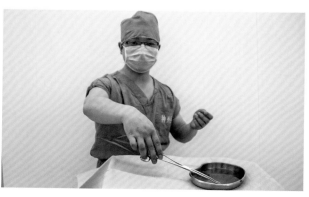

图5　消毒完毕后,手术医生用无菌钳夹去外耳道内的棉球(勿污染消毒部位),并将弯盘和消毒钳放置于固定位置

五、眼 部 消 毒

范珊红　许　文

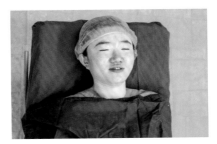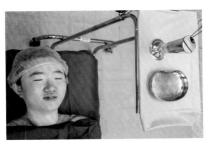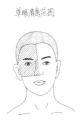

图1　患者取仰卧位，头发放入手术帽中，毛发不得外露，妥善固定

图2　评估患者患侧眼部一般情况，包括眼睑及结膜有无充血、水肿、疼痛，有无创口，有无近期手术史，有无角膜溃疡、穿孔或眼球穿通伤，有无翻眼皮等结膜囊冲洗禁忌证

图3　消毒范围

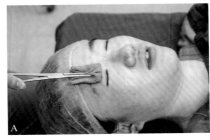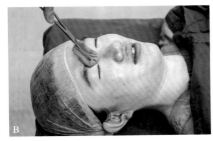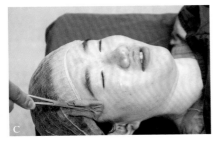

图4　单眼消毒。消毒步骤遵循本节"三、消毒常规步骤"。A. 以术侧眼裂为中心环形消毒，上至眉弓，下至颧弓，两侧至鼻中隔及术侧发际前；B. 接着以眉弓、颧弓为起点分别向上、向下交替扇形消毒其余部位，上至发际，下至鼻翼，两侧至鼻中隔和术侧发际；C. 取第2块纱球同法消毒健侧眼部。取第3、4块纱球以同法消毒术眼2次

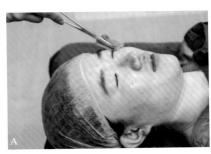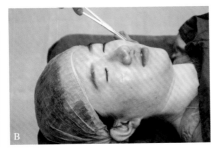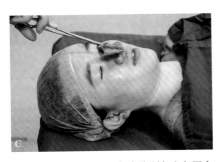

图5　双眼消毒。A. 以双侧眼裂为中心环形消毒，上至眉弓，下至颧弓，两侧至发际前；B. 接着以双侧眉弓、颧弓为起点分别向上向下交替扇形消毒其余部位，上至发际，下至鼻翼，两侧至耳前发际

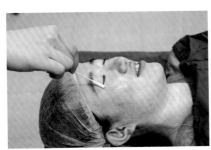

图6　消毒完毕，手术医生用无菌棉签擦拭眼裂，防止消毒液灼伤角膜，并将消毒用物放置固定位置

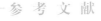
参 考 文 献

Winnipeg Regional Health Authority.Best Practice Guidelines Guideline Name：Surgical Skin Preparation［S］.2011.

六、面部消毒

范珊红　许　文

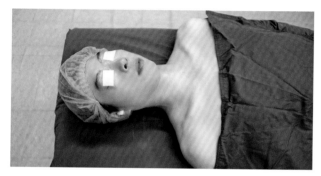

图1　患者取仰卧位,将头发放入手术帽中,并妥善固定。双眼敷眼贴,清洁棉球填塞患者外耳道

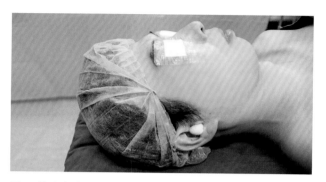

图2　检查患者面部皮肤是否有感染或者外伤,必要时加以覆盖保护

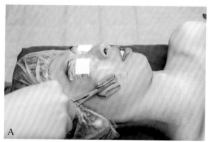

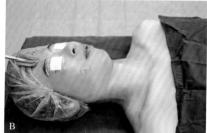

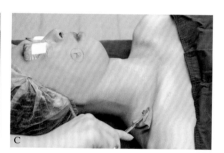

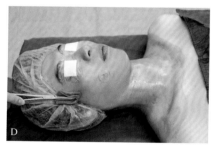

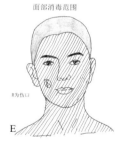

图3　按本节"三、消毒常规步骤"消毒,以切口为中心向外20 cm进行消毒,范围上至发际,下至锁骨连线,左右至双侧耳后乳突(A、B、C、D、E)

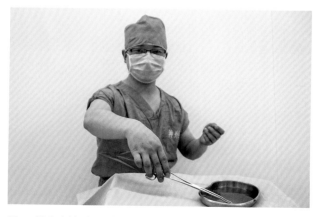

图4　消毒完毕后,手术医生用无菌钳夹去外耳道内的棉球,勿污染消毒部位,并将弯盘和消毒钳放置于固定位置

参考文献

Winnipeg Regional Health Authority.Best Practice Guidelines Guideline Name：Surgical Skin Preparation［S］.2011.

七、耳部消毒

编写：董艳萍　李方芳　　摄影：李文强

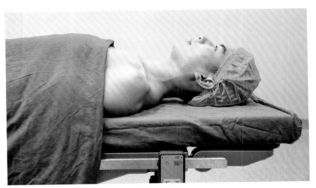

图1　用帽子罩住患者所有的头发，并妥善固定。必要时用防水胶布固定

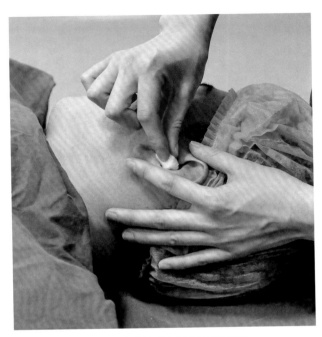

图2　将清洁棉球填塞于患者外耳道

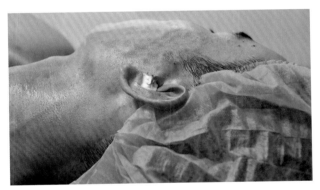

图3　选择合适的消毒剂（耳道消毒不能使用氯己定或乙醇制剂），遵循本节"三、消毒常规步骤"在外耳涂抹消毒剂，碘伏作用时间≥2 min

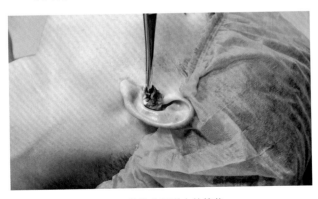

图5　移除外耳道内的棉花

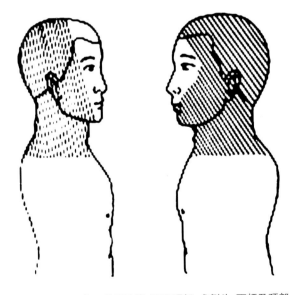

图4　消毒范围延伸至发际边缘、下至颈部，术侧头、面颊及颈部

参 考 文 献

［1］魏革,刘苏君.手术室护理学［M］.第2版.北京：人民军医出版社,2010：16.
［2］Winnipeg Regional Health Authority.Best Practice Guidelines Guideline Name：Surgical Skin Preparation［S］.2011.

八、颈部与躯干部消毒

编写：董艳萍　李方芳　摄影：李文强

（一）颈部

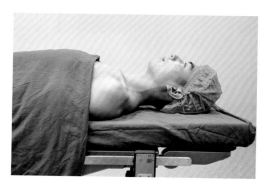

图1　用帽子罩住患者的头发，必要时使用防水胶布妥善固定

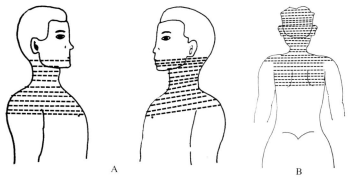

图2　遵循"三、消毒常规步骤"涂抹消毒剂。A. 颈前部手术消毒范围：上至下唇，下至乳头，两侧至斜方肌前缘；B. 颈椎手术消毒范围：上至颅顶，下至两腋窝连线。如取髂骨，上至颅顶，下至大腿上1/3，两侧至腋中线

（二）躯干

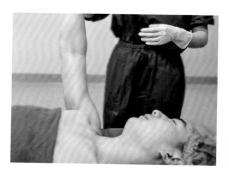

图3　肩膀准备：抬高患者手臂

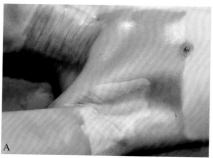

图4　A. 遵循"三、消毒常规步骤"涂抹消毒剂；B. 锁骨部手术消毒范围：上至颈部上缘，下至上臂上1/3和乳头上缘，两侧过腋中线

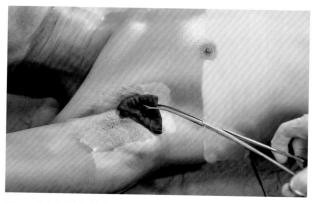

图5　准备区域包括术侧胸部、颈部和肩膀、上臂部、肩胛骨和腋窝，最后准备腋窝

参 考 文 献

［1］魏革，刘苏君.手术室护理学［M］.第2版.北京：人民军医出版社，2010：17.

［2］Winnipeg Regional Health Authority.Best Practice Guidelines Guideline Name：Surgical Skin Preparation［S］.2011.

九、胸部、乳房消毒

编写：董艳萍　李方芳　　摄影：李文强

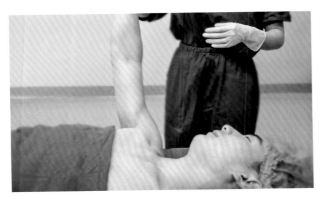

图1　肩膀准备：抬高患者手臂

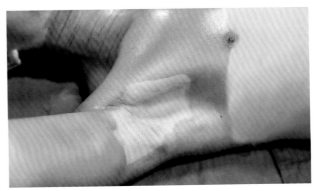

图2　遵循本节"三、消毒常规步骤"涂抹消毒剂

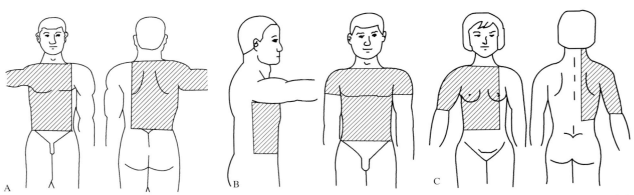

图3　A. 胸部手术（侧卧位）消毒范围：前后过腋中线，上至肩及上臂上1/3，下边过肋缘，最后准备同侧腋窝；B. 胸部手术（仰卧位）消毒范围：前后过腋中线，上至锁骨及上臂，下过脐平行线；C. 乳癌根治手术消毒范围：前至对侧锁骨中线，后至腋后线，上过锁骨及上臂，下过脐平行线，最后准备腋窝。如大腿取皮，大腿过膝，周围消毒

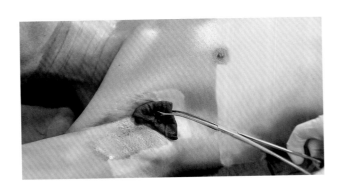

图4　乳癌根治术如果切口在腋窝，使用单独的消毒液纱布消毒腋窝

参 考 文 献

［1］魏革，刘苏君.手术室护理学［M］.第2版.北京：人民军医出版社,2010：17-18.
［2］Winnipeg Regional Health Authority.Best Practice Guidelines Guideline Name：Surgical Skin Preparation［S］.2011.

十、腹部与背部消毒

编写：董艳萍　李方芳　摄影：李文强

（一）腹部

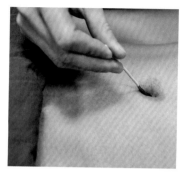

图1　使用无菌棉签消毒肚脐

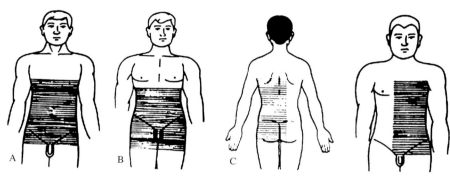

图2　遵循消毒常规步骤涂抹消毒剂。A. 上腹部手术消毒范围：上至乳头，下至耻骨联合，两侧至腋中线；B. 下腹部手术消毒范围：上至剑突，下至大腿上1/3，两侧至腋中线；C. 肾脏手术消毒范围：前后过腋中线，上至腋窝，下至腹股沟

（二）背部

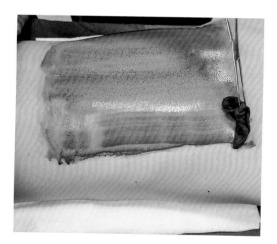

图3　遵循消毒常规步骤涂抹消毒剂

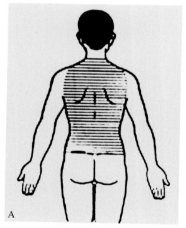

图4　胸椎手术消毒范围（A）：上至肩，下至髂嵴连线，两侧至腋中线；腰椎手术消毒范围（B）：上至两腋窝连线，下过臀部，两侧至腋中线

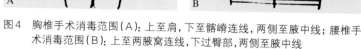

参 考 文 献

［1］魏革,刘苏君.手术室护理学［M］.第2版.北京：人民军医出版社,2010：17–18.
［2］Winnipeg Regional Health Authority.Best Practice Guidelines Guideline Name：Surgical Skin Preparation［S］.2011.

十一、会阴与臀部消毒

董艳萍　李方芳

（一）会阴部

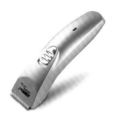

图1　采取不损伤皮肤的方式去除阴毛

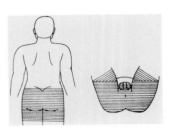

图2　遵循消毒常规步骤涂抹消毒剂。会阴部手术消毒范围：耻骨联合、肛门周围及臀、大腿上1/3内侧

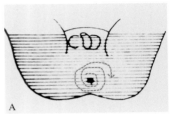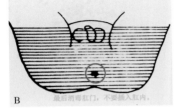

图3　A.肛周消毒范围：先消毒肛周区域；B.从肛门黏膜外开始，由内向外旋转消毒，最后消毒肛门，但不要插入肛门内

（二）臀部

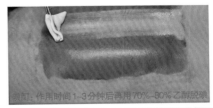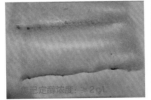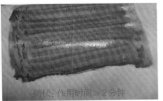

图4　遵循消毒常规步骤涂抹消毒剂

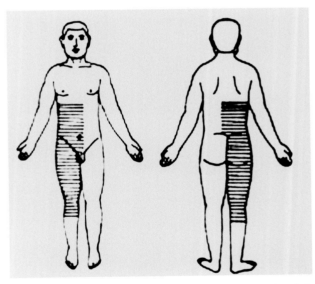

图5　消毒范围：术侧腹部，大腿至膝盖以下，术侧臀部，腹股沟和耻骨；消毒顺序：从切口部位开始，周围至腹中线、肋骨下缘、膝盖以下，最后消毒腹股沟和会阴

参 考 文 献

［1］魏革,刘苏君.手术室护理学［M］.第2版.北京：人民军医出版社,2010：17-18.
［2］Winnipeg Regional Health Authority.Best Practice Guidelines Guideline Name：Surgical Skin Preparation［S］.2011.

十二、上臂、手部消毒

编写：董艳萍　李方芳　　摄影：李文强

（一）上臂

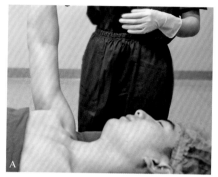

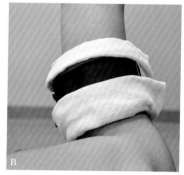

图1　抬高肢体（A），在止血带的周围塞一块纱布垫，以吸收多余的消毒液（B）

图2　遵循消毒常规步骤涂抹消毒剂。消毒范围：整个手臂，上至肩膀以上，后至肩胛骨；消毒顺序：从切口开始，到近端和远端的边缘

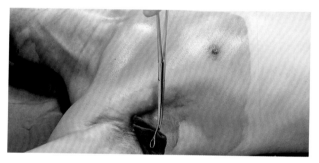

图3　最后消毒腋窝

（二）手

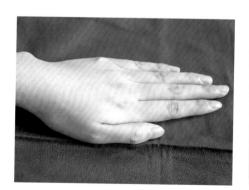

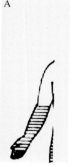

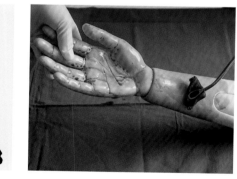

图4　皮肤准备需要清洁手和指甲

图5　遵循消毒常规步骤涂抹消毒剂。
A. 消毒范围：手到前臂中部；
B. 消毒顺序：从切口部位开始，消毒完手的一面后，继续消毒另一面，朝肘部方向环形涂抹

图6　消毒期间，操作者戴无菌手套抓住患者涂抹了消毒剂的手指，协助完成手部的消毒

━━━━━━━━━━━ 参 考 文 献 ━━━━━━━━━━━

［1］魏革,刘苏君.手术室护理学［M］.第2版.北京：人民军医出版社,2010：17-18.
［2］Winnipeg Regional Health Authority.Best Practice Guidelines Guideline Name：Surgical Skin Preparation［S］.2011.

十三、腿、脚部消毒

编写：董艳萍　李方芳　摄影：李文强

（一）腿

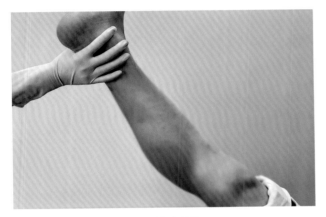

图1　抬高肢体

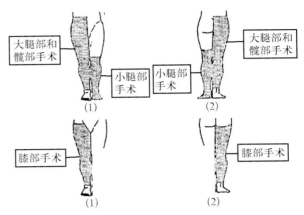

图2　遵循消毒常规步骤涂抹消毒剂。消毒范围：以切口为中心，包括上、下方各20 cm以上，一般超过远、近端关节或整个肢体

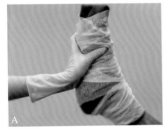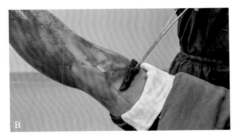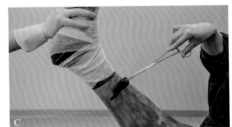

图3　膝盖手术皮肤准备：A.把脚包裹在无菌铺巾内；B.从切口部位开始环形消毒，至止血带；C.更换消毒纱块，从切口部位进行第二次消毒，范围至踝关节

（二）脚

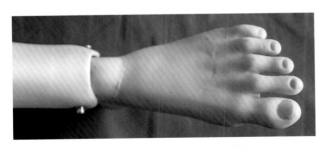

图4　皮肤准备：需要清洁脚和趾甲

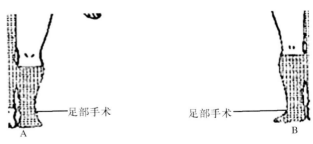

图5　遵循消毒常规步骤涂抹消毒剂。消毒范围：以切口为中心，包括上、下方各20 cm以上，一般超过远、近端关节(A、B)

------- 参 考 文 献 -------

［1］魏革,刘苏君.手术室护理学［M］.第2版.北京：人民军医出版社,2010：17-18.
［2］李乐之,路潜.外科护理学［M］.第5版.北京：人民卫生出版社,2012：94-96.
［3］Winnipeg Regional Health Authority.Best Practice Guidelines Guideline Name：Surgical Skin Preparation［S］.2011.

十四、肠造瘘口与创伤部位消毒

编写：董艳萍　李方芳　摄影：李文强

（一）肠道瘘口

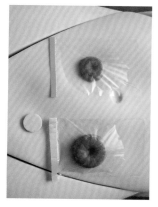

图1　如果不是手术部位，使用无菌透明敷贴覆盖造口，以防止排泄物进入手术切口

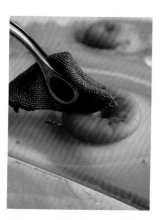

图2　如果是手术切口，进行消毒，注意动作轻柔

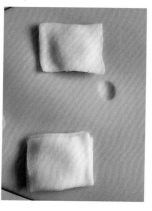

图3　消毒周围组织前在肠造口上放置一块湿敷料，消毒完后丢弃

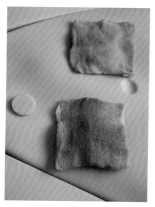

图4　用浸有PVP-I的无菌纱布包裹肠造口

（二）创伤部位

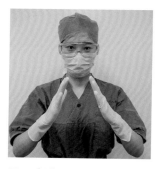

图5　规范着装，戴手套、口罩、护目镜

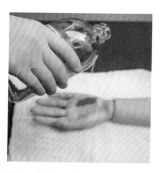

图6　使用无菌生理盐水冲洗伤口，不可使用刺激性溶液。冲洗时，如有必要，在伤口下面放置吸湿毛巾

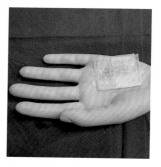

图7　使用无菌纱布覆盖伤口

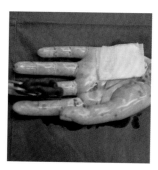

图8　遵循消毒常规步骤准备周围完整的皮肤

参 考 文 献

Winnipeg Regional Health Authority.Best Practice Guidelines Guideline Name：Surgical Skin Preparation［S］.2011.

一、洁净室压差检测

编写：范珊红　摄影：曹小琴

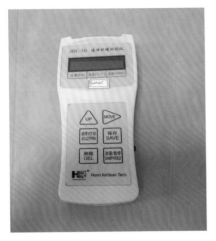

图1　准备读值分辨率可达到1 Pa的数字微压计，仪器应有有效的校准证书

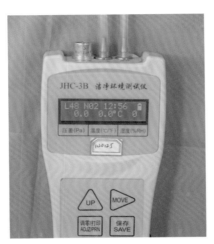

图2　打开微压计，仪表通电后预热15 min，待屏幕显示数字稳定后清零

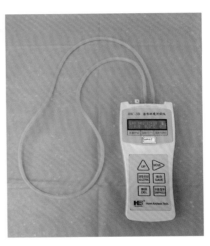

图3　将两根乳胶管的一端分别接至微压计的负压接嘴和正压接嘴

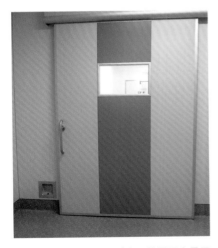

图4　关闭洁净区内所有门，从平面上最里面的房间依次向外或从空气洁净度级别最高的房间依次向低级别的房间测定

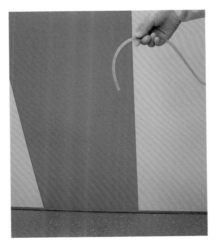

图5　将正压嘴接上乳胶管的另一端置于被测部位，测定高度距地面0.8 m，管口垂直于地面，避开回风口和涡流

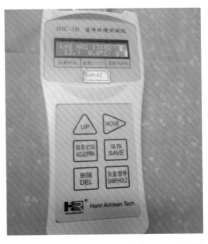

图6　将负压嘴接上乳胶管的另一端置于常压部位，读取并记录数值

二、洁净室回风口日常维护

编写：范珊红　摄影：曹小琴

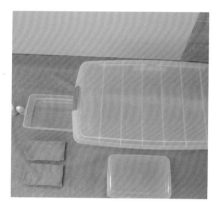

图1　物品准备：清洁抹布（不脱落纤维），清洁毛刷、清洁剂（清水或其他清洁液）、消毒剂（500 mg/L含氯消毒液、75%乙醇）、污染桶、密闭转运箱（袋）

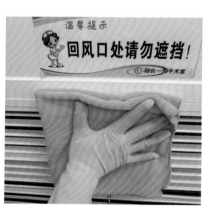

图2　每日清洁擦拭1次回风口格栅。无血液体液污染时用清洁液擦拭。顺序为由上到下、由里到外。一个回风口使用一块抹布，使用后的抹布放入污染桶内

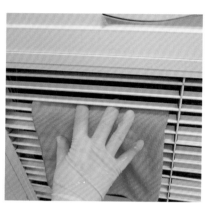

图3　如有血液体液污染，小量溅污可先清洁，再用消毒液擦拭；大量溅污应先用吸湿材料去除可见污染物，然后再清洁和消毒

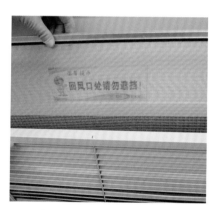

图4　每周对回风口滤网进行拆卸清洗。关闭通风系统，拆卸回风口

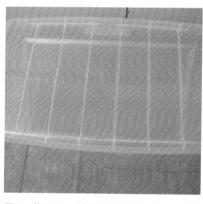

图5　将回风口滤网用密闭容器转运至清洗间

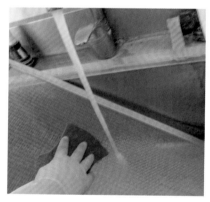

图6　在清洗间流动水下刷洗滤网表面污物，用压缩空气吹干或晾干

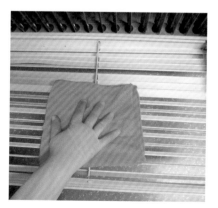

图7　按上述方法对回风口隔栅内、外表面及夹墙内表面进行清洁擦拭或消毒

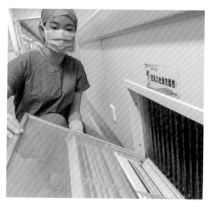

图8　将回风口隔栅、滤网组装到回风口上

图9　设专门维护管理人员，每次清洗及维护后进行记录

三、洁净室送风口日常维护

编写：范珊红　摄影：曹小琴

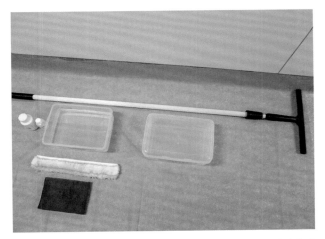

图1　物品准备：清洁抹布（不脱落纤维）、T形架、清洁剂（清水或其他清洁液）、消毒剂（75%乙醇）、污染桶

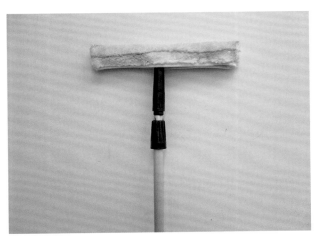

图2　将消毒后的清洁抹布用清洁液湿润，再均匀缠绕在T形架上

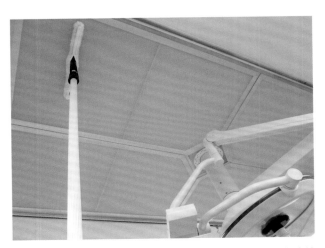

图3　用T形架按由里向外的顺序用均力擦拭送风天花，每擦拭2 m²面积更换抹布。使用后的抹布放入污染桶内

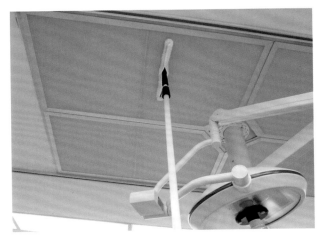

图4　必要时，清洁完成后使用消毒剂（75%乙醇）抹布按由里向外的顺序消毒送风口外表面；设专门维护管理人员，每次清洗及维护后进行记录

四、洁净室排风口日常维护

编写：范珊红 摄影：曹小琴

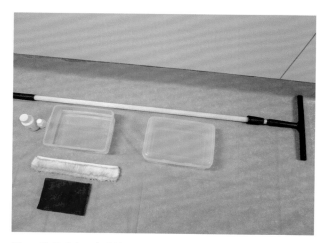

图1 物品准备：清洁抹布（不脱落纤维）、T形架、清洁剂（清水或其他清洁液）、消毒剂（75%乙醇）、污染桶

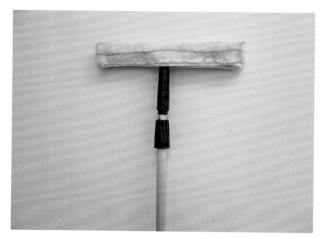

图2 清洁排风口1：将消毒后的清洁抹布用清洁液湿润，再均匀缠绕在T形架上

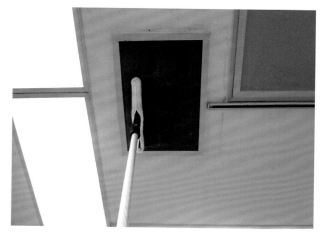

图3 清洁排风口2：用T形架按由里向外的顺序用均力擦拭排风天花，每擦拭2 m²面积更换抹布。使用后的抹布放入污染桶内

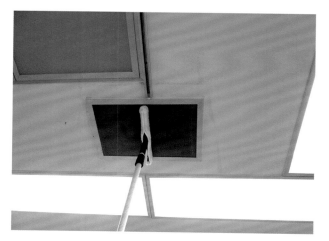

图4 消毒排风口：必要时清洁完成后，使用消毒剂（75%乙醇）抹布按由里向外的顺序消毒排风口外表面；设专门维护管理人员，每次清洗及维护后进行记录

第四章

监测技术

一、外周血培养标本采集

韦巧灵

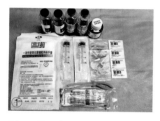 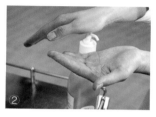 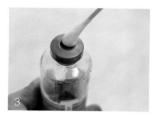 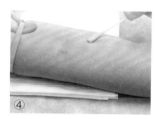

图1 物品准备：血培养瓶、采血标签、皮肤消毒剂、无菌棉签、止血带、无菌治疗巾、注射器、无菌手套
图2 操作者进行卫生手消毒，戴帽子、外科口罩
图3 检查血培养瓶有效期，去除血培养瓶盖子，用75%乙醇消毒橡皮塞，待干
图4 戴无菌手套，进行皮肤消毒（分为一步法和三步法）。一步法：0.5%葡萄糖酸洗必泰作用30 s（不适用于2个月以内的婴儿），或75%乙醇消毒后自然干燥。三步法：①75%乙醇擦拭静脉穿刺部位，待干30 s以上；②1%~2%碘酊作用30 s或0.5%~1%碘伏作用60 s，从穿刺点向外画圈消毒至消毒区域直径达3 cm以上；③75%乙醇脱碘：对碘过敏的患者，用75%乙醇消毒60 s，待乙醇挥发干燥后采血。如果皮肤不够干净，则需重复擦拭

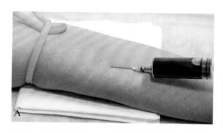 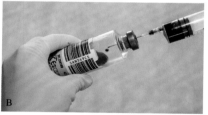 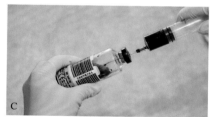

图5 注射器采血：一个部位采集血标本约20 ml（A）；先将8~10 ml血标本接种到厌氧瓶（B），再将剩下的血标本接种到需氧瓶（C），并轻轻摇匀。根据医嘱同法采集另一部位的血标本

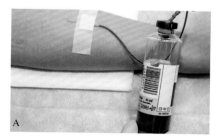 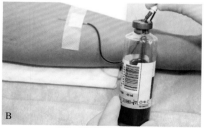 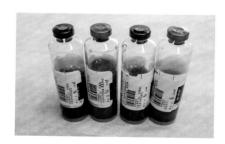

图6 采血针采血：先将8~10 ml血标本接种到需氧瓶（A），再将剩下的血标本接种到厌氧瓶（B），并轻轻摇匀。同法采集另一部位的血标本

图7 血培养瓶上注明采血部位和时间；脱手套，洗手，血标本及时送检

—— 参 考 文 献 ——

胡必杰，刘荣辉，陈文森.SIFIC医院感染预防与控制临床实践指引（2013年）[M].上海：上海科学技术出版社,2013：78-80.

二、导管血培养标本采集

韦巧灵

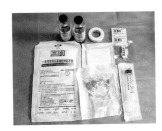

图1 物品准备：血培养瓶、75%乙醇棉球、无菌手套、无菌纱布、胶布、注射器、无针接头、采血标签

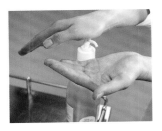

图2 操作者进行卫生手消毒，戴帽子、外科口罩

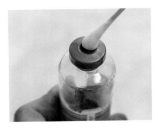

图3 去除血培养瓶盖子，用75%乙醇消毒橡皮塞，待干

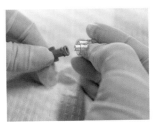

图4 戴无菌手套，垫无菌巾，取下无针接头

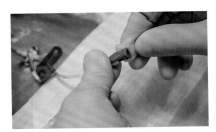

图5 用75%乙醇棉球涂擦导管接头15 s，待干

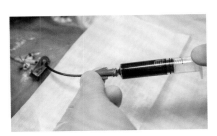

图6 连接导管接头抽回血5 ml，连同注射器弃于感染性废物袋

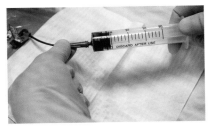

图7 连接导管接头采集约20 ml血标本

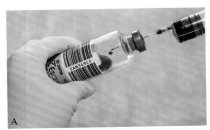

图8 先将8～10 ml血标本接种到需氧瓶中（A），再将剩下的血标本接种到厌氧瓶（B），并轻轻摇匀

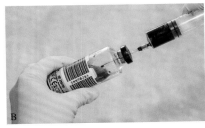

图9 再次用75%乙醇棉球涂擦导管接头15 s，待干

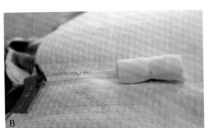

图10 封管（A），纱布包裹导管接头备用（B）

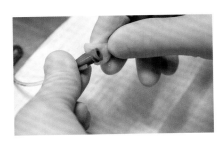

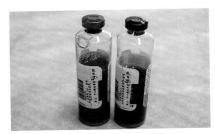

图11 血培养瓶上注明采血部位和时间；脱手套，洗手，血标本及时送检

—— 参考文献 ——

胡必杰，刘荣辉，陈文森.SIFIC医院感染预防与控制临床实践指引（2013年）[M].上海：上海科学技术出版社，2013：78-80.

三、导管尖培养标本采集

韦巧灵

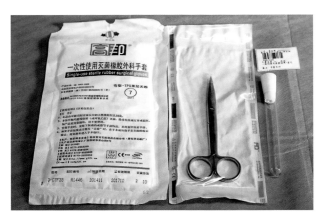

图1 物品准备：无菌试管、标本标签、无菌剪刀、无菌手套

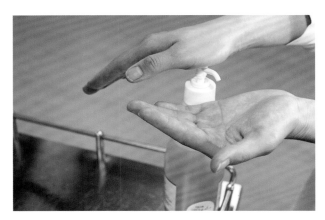

图2 操作者进行卫生手消毒，戴帽子、外科口罩

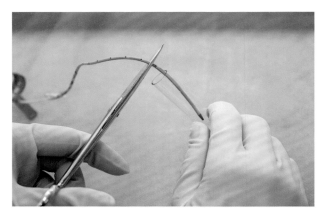

图3 戴无菌手套，将拔除的中央导管用无菌剪刀剪长约5 cm，导管尖端放入无菌试管内

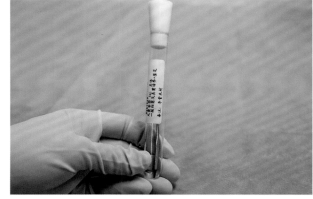

图4 脱手套，洗手，标本及时送检

───── 参 考 文 献 ─────

胡必杰，刘荣辉，陈文森.SIFIC医院感染预防与控制临床实践指引（2013年）[M].上海：上海科学技术出版社,2013：78-80.

四、留置导尿管患者中段尿培养标本采集

唐红萍

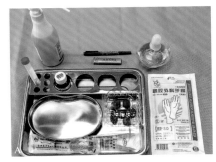
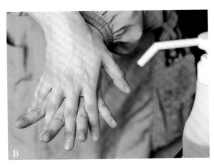
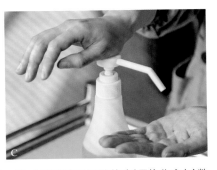

图1 物品准备：治疗车，速干手消毒剂，治疗方盘内有盖培养试管1支、打火机1支、无菌手套1副、0.5%碘伏消毒液棉球（置换药碗内）数个、无菌镊子1个、弯盘1个、酒精灯1盏（A）；操作人员准备：着装规范（卫生手消毒、帽子、口罩，B或C）；患者准备：确认患者（核对姓名、床号、腕带），导尿管已夹住

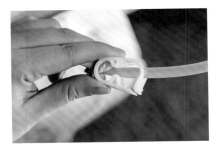
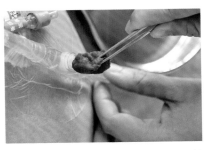
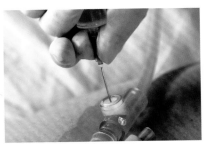

图2 松开患者导尿管，弃其前段尿液

图3 使用0.5%碘伏溶液棉球消毒导尿管的采样部位

图4 操作者用速干手消毒剂手消毒后戴无菌手套，使用无菌注射器斜刺入导尿管的采样部位抽取10~20 ml尿液，退出注射器

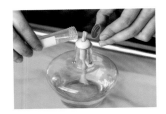
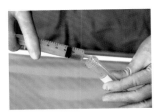
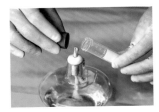
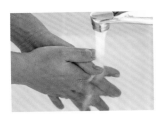

图5 协助者点燃酒精灯，用燃烧法消毒试管管口和盖子

图6 将注射器内尿液注入试管（避免污染）

图7 协助者再次用燃烧法消毒试管管口和盖子，随即盖紧试管（标本不得倒置，以免受污染），熄灭酒精灯，贴好检验单标签

图8 清理好用物，手卫生，尿标本及时送检

注意事项：① 采集指征：怀疑有尿路感染时，应考虑做尿培养。② 采集时机：抗菌药物使用之前，留置导尿管者须夹管30 min以上。③ 采样部位：应选择尿管采样口或靠近尿道的导尿管管壁。④ 采样部位的消毒：使用0.5%碘伏溶液棉球沿采样点由内而外消毒，每个棉球只使用一次。⑤ 无菌物品需检查包装和有效期，确保合格。⑥ 采样过程中避免污染。

参 考 文 献

［1］胡必杰，刘荣辉，陈文森.SIFIC医院感染预防与控制临床实践指引（2013年）［M］.上海：上海科学技术出版社，2013.
［2］胡必杰，郭燕红，高光明，等.医院感染预防与控制标准操作规程［M］.上海：上海科学技术出版社，2010.

五、经人工气道吸痰培养标本采集

牙晶晶

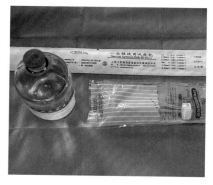

图1　物品准备，并确保中心负压吸引装置及吸氧装置正常使用

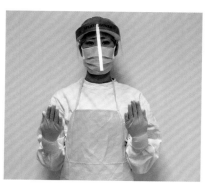

图2　医务人员准备（洗手，穿防水围裙，戴口罩、帽子及面罩）

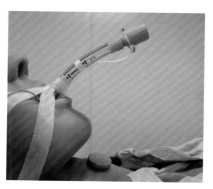

图3　吸痰前患者吸氧至少30 s

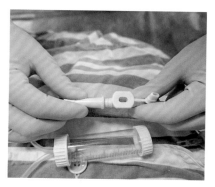

图4　调节吸引器至适宜负压，将集痰器连接吸引器和一次性吸痰管

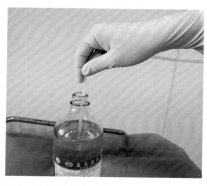

图5　戴无菌手套，持吸痰管试吸生理盐水，检查管道是否通畅

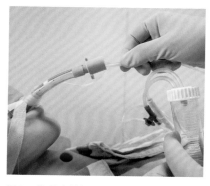

图6　将吸痰管插入人工气道至适宜深度后予负压吸痰，每次10~15 s

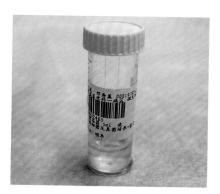

图7　操作后脱去手套，进行手卫生。集痰器标注患者及标本信息，如2 h内不能送检，需冷藏保存，不能超过24 h

—— 参 考 文 献 ——

胡必杰，刘荣辉，陈文森.SIFIC医院感染预防与控制临床实践指引（2013年）[M].上海：上海科学技术出版社，2013.

六、肺泡灌洗液培养标本采集

牙晶晶

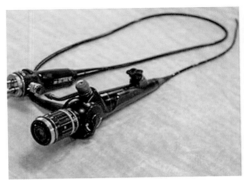

图1 物品准备,确保中心负压吸引装置及吸氧装置正常使用

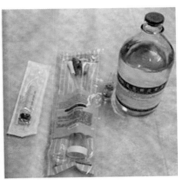

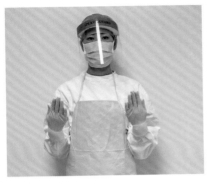

图2 医务人员准备(洗手,戴口罩、帽子及防护面罩,穿防水围裙)

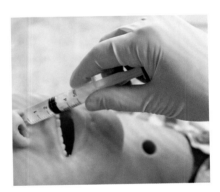

图3 患者仰卧位,用2%利多卡因进行鼻腔、气道黏膜的麻醉

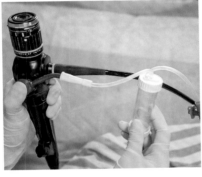

图4 将集痰器连接中心负压吸引装置及支气管镜

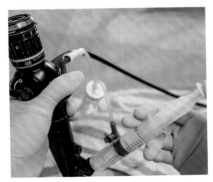

图5 经鼻插入支气管镜,注入生理盐水灌洗

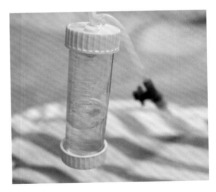

图6 收集灌洗液于集痰器

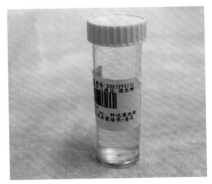

图7 操作后进行手卫生。集痰器标注患者及标本信息,尽快送检,如2h内不能送检,需冷藏保存,不得超过24h

———— 参 考 文 献 ————

倪语星、王金良、徐英春,等.病原学检查标本采集、运送和保存规范[M].上海:上海科学技术出版社,2006.

七、脑脊液培养标本采集

牙晶晶

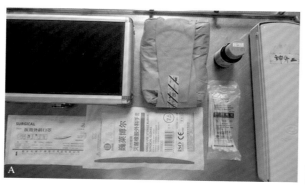 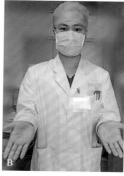

图1 物品准备,操作人员准备(洗手,戴口罩和帽子)(A、B)

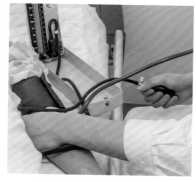

图2 操作前测量患者血压

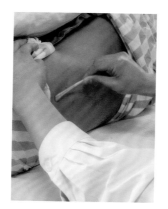

图3 穿刺点定位,以穿刺点为中心,由内向外消毒皮肤,消毒面积大于5cm×5cm

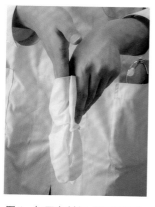

图4 打开穿刺包,戴无菌手套

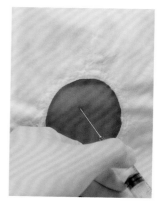

图5 铺无菌洞巾,2%利多卡因局部麻醉

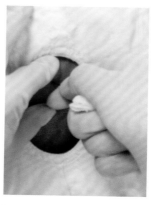

图6 左手固定穿刺点皮肤,右手持穿刺针缓慢进针

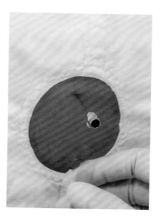

图7 当阻力感突然减低时,拔出针心,可见脑脊液滴出

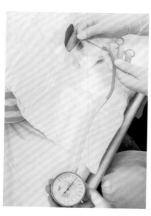

图8 接脑压计,测脑压

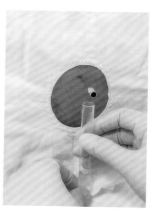

图9 用无菌试管收集脑脊液

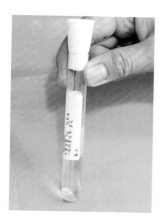

图10 操作后脱去手套,进行手卫生。无菌试管标注患者及标本信息,尽快送检标本,禁止冷藏

八、胸腔积液培养标本采集

顾 兵

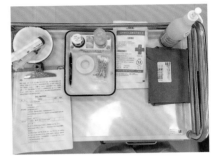

图1 物品准备（胸穿包、一次性注射针筒、2%利多卡因、碘伏、棉球等），操作人员准备（洗手，戴帽子、口罩等）

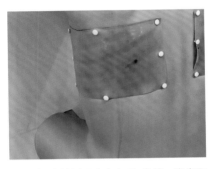

图2 操作前测量患者血压、脉搏。患者取舒适坐位，暴露穿刺点皮肤

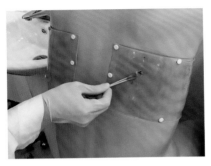

图3 穿刺点定位，用碘伏以穿刺点为中心进行皮肤消毒，消毒范围15 cm

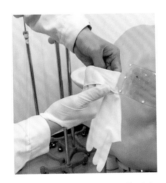

图4 打开穿刺包，戴无菌手套

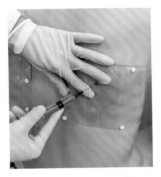

图5 铺无菌洞巾，2%利多卡因局部麻醉（先斜形进针于皮下打一皮丘，后垂直进针逐层麻醉至胸膜）

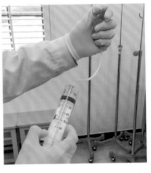

图6 检查穿刺针是否锐利，与硅胶管的连接是否通畅、密闭

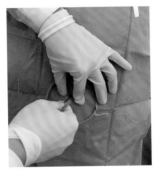

图7 止血钳将硅胶管末端夹闭

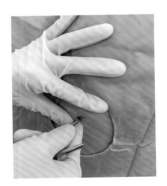

图8 左手示、中指固定穿刺部位皮肤，右手持针垂直缓慢刺入皮肤。穿刺针有突破感后，助手固定穿刺针，硅胶管末端连接注射器后松开止血钳

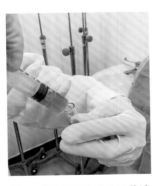

图9 将胸腔积液注入无菌试管，切勿触及管壁

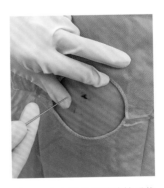

图10 止血钳夹闭硅胶管后将穿刺针拔出

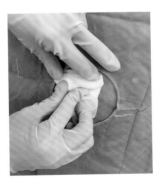

图11 再次消毒皮肤，覆盖并固定无菌纱布。将患者扶回病床，测量血压，严密观察，交代相应注意事项

九、腹水培养标本采集

顾 兵

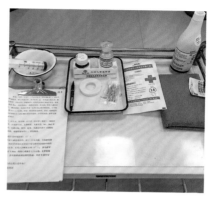

图1 物品准备(腹穿包、一次性注射针筒、2%利多卡因、碘伏、棉球等),操作人员准备(洗手,戴帽子、口罩等)

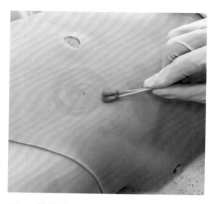

图2 操作前测量患者腹围、血压及脉搏,并嘱患者排尿。患者仰卧位,穿刺点定位(脐与左髂前上棘连线中外三分之一处);用碘伏以穿刺点为中心进行皮肤消毒,消毒范围15 cm

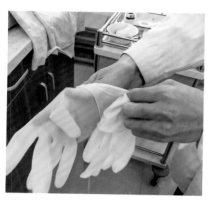

图3 打开穿刺包,戴无菌手套

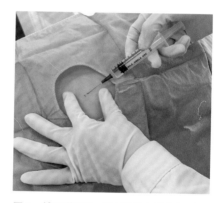

图4 铺无菌洞巾,2%利多卡因局部麻醉(先斜形进针于皮下打一皮丘,后垂直进针逐层麻醉)

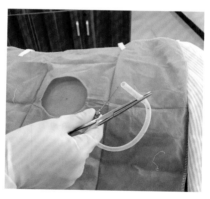

图5 止血钳将胶皮管末端夹闭

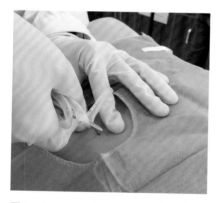

图6 左手示、中指固定穿刺部位皮肤,右手先垂直进针,后倾斜45°~ 60°,进针1~2 cm,再垂直进针

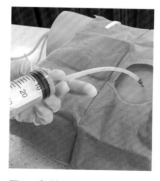

图7 穿刺针有突破感后,助手固定穿刺针,胶皮管末端连接注射器后松开止血钳

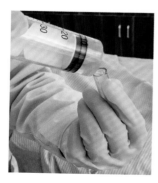

图8 抽取腹水将其注入无菌试管,切勿触及管壁

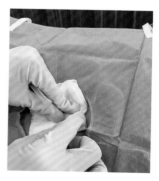

图9 止血钳夹闭胶皮管后将穿刺针拔出,覆盖并固定无菌纱布

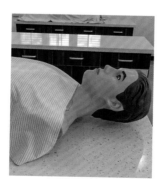

图10 帮助患者整理衣服床铺,嘱患者平卧1~2 h

十、咽拭子培养标本采集

顾 兵

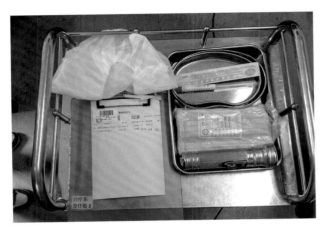

图1 物品准备

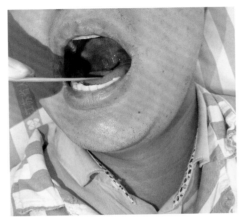

图2 观察口腔情况

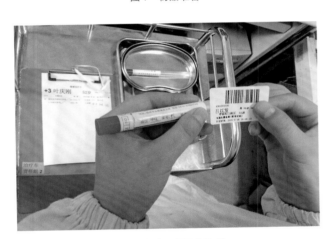

图3 核对医嘱及化验单

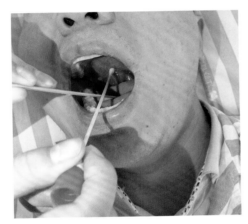

图4 咽拭子放在咽部

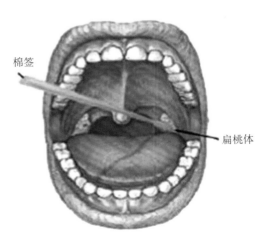

图5 咽部解剖示意图

棉签

扁桃体

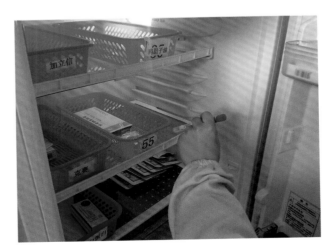

图6 放于冰箱保存

十一、鼻拭子培养标本采集

顾 兵

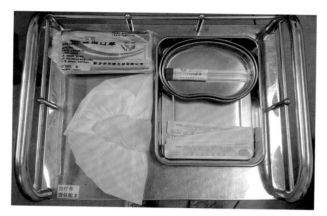

图1 物品准备

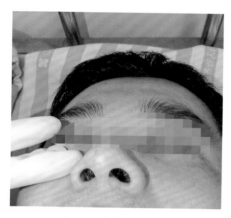

图2 观察鼻腔情况

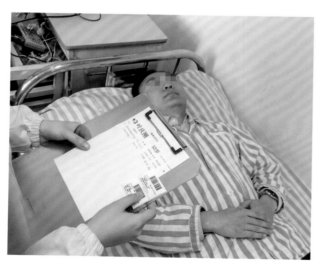

图3 核对医嘱及化验单

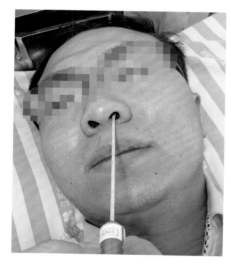

图4 鼻拭子放在鼻部

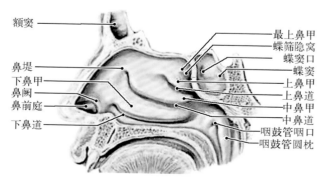

额窦
鼻堤
下鼻甲
鼻阈
鼻前庭
下鼻道

最上鼻甲
蝶筛隐窝
蝶窦口
蝶窦
上鼻甲
上鼻道
中鼻甲
中鼻道
咽鼓管咽口
咽鼓管圆枕

图5 鼻部解剖示意图

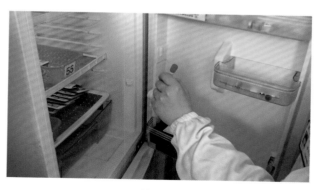

图6 放于冰箱保存

十二、开放性伤口培养标本采集

牙晶晶

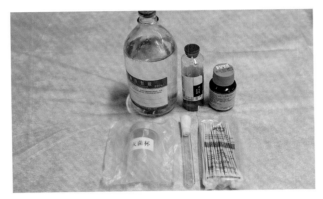

图1　物品准备

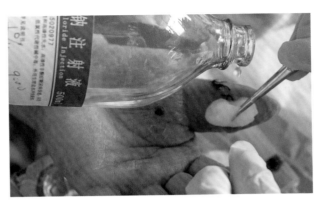

图2　用生理盐水彻底冲洗伤口

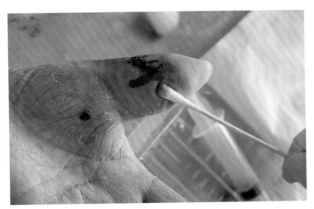

图3　用拭子深入伤口基底部或伤口与正常组织边缘处采集两个标本,分别用于革兰染色和培养

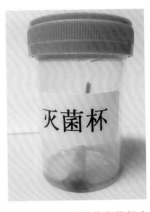

图4　将用于革兰染色的标本置于无菌标本杯中

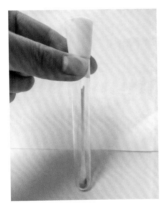

图5　将用于培养的标本置于需氧运送培养基中,密闭保存

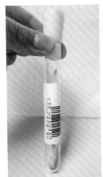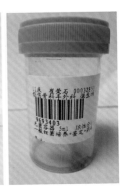

图6　分别标注患者及标本信息,30 min内送检,否则置4℃冰箱冷藏,24 h内送检

—— 参 考 文 献 ——

[1] 倪语星、王金良、徐英春、等.病原学检查标本采集、运送和保存规范[M].上海:上海科学技术出版社,2006.
[2] 胡必杰、刘荣辉、陈文森.SIFIC医院感染预防与控制临床实践指引(2013年)[M].上海:上海科学技术出版社,2013.

十三、闭合性伤口培养标本采集

牙晶晶

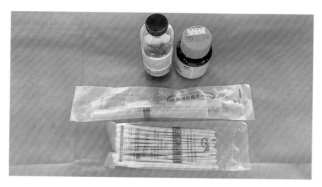

图1　物品准备

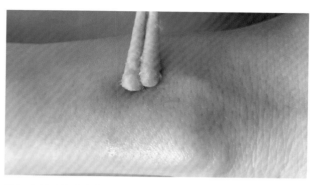

图2　以穿刺点为中心,消毒脓肿表面皮肤,消毒面积大于5 cm×5 cm

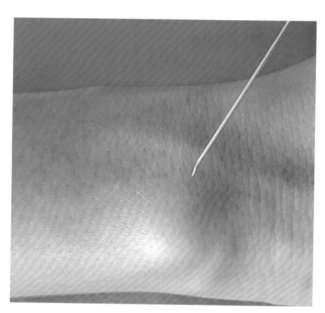

图3　用注射器穿刺抽取脓液,如脓液过多,先切开引流,在基底部或脓肿壁采集标本

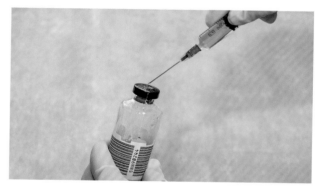

图4　排除注射器内部及针头的气体,直接将脓液注入血培养瓶,或使用无菌橡皮塞封闭针头

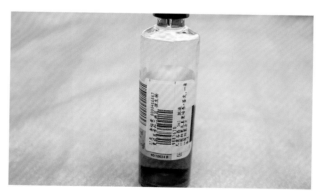

图5　标注患者及标本信息,30 min内送检,否则4℃冰箱保存,24 h内送检

参　考　文　献

[1] 胡必杰,刘荣辉,陈文森.SIFIC医院感染预防与控制临床实践指引(2013年)[M].上海:上海科学技术出版社,2013.
[2] 中华人民共和国卫生部.WS/T367—2012医疗机构消毒技术规范[S].2012.

灭菌质量监测

一、卡式灭菌器化学监测

雷小航

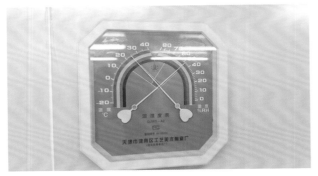

图1 卡式灭菌器环境要求：温度5~40℃；湿度小于85%

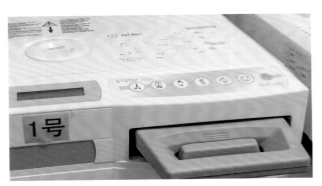

图2 卡式灭菌器

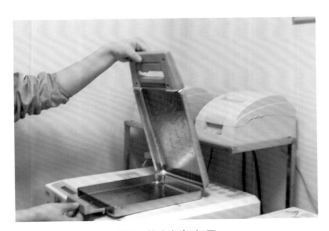

图3 拉出卡盒，打开

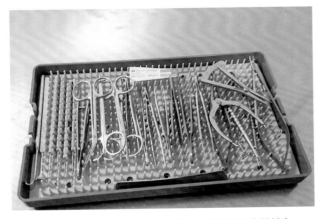

图4 将器械放入卡盒内，化学指示卡正面放置在器械旁

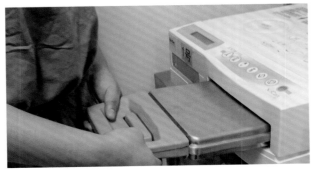

图5 将卡盒合盖放入灭菌器内，经一个完整的灭菌程序

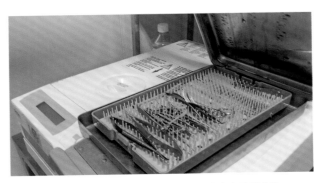

图6 卸载：打开卡盒观察化学指示卡变色是否合格

二、过氧化氢低温等离子灭菌器物理监测

唐红萍

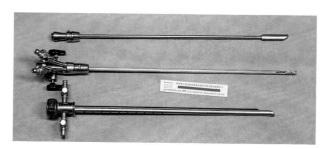

图1　待灭菌物品应充分清洁干燥

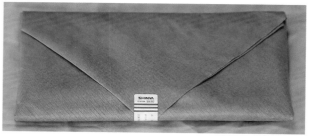

图2　灭菌物品及包装材料不应含植物性纤维材质,如纸、海绵、棉布、木质类、油类、粉剂类等,打包方法正确

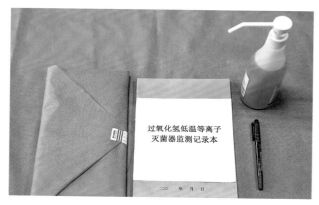

图3　物品准备:过氧化氢低温等离子灭菌器、待灭菌器械包、记录本、笔

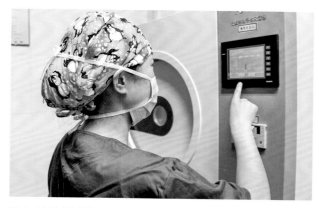

图4　连续监测整个灭菌周期的临界参数如舱内压、温度、过氧化氢的浓度、电源输入和灭菌时间等参数;灭菌参数符合灭菌器的使用说明或操作手册的要求,其中过氧化氢作用浓度>6 mg/L,灭菌腔壁温度45~65℃,灭菌周期为28~75 min

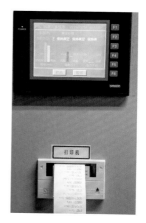

图5　打印灭菌参数纸片

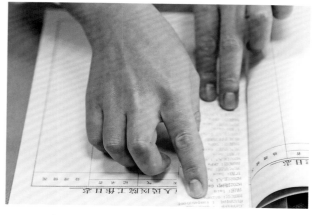

图6　将灭菌器运行的参数打印出来,粘贴于灭菌登记本上

通用要求:新安装、移位、大修、灭菌失败、包装材料或被灭菌物品改变,应对灭菌效果进行重新评价,包括采用物理监测法、化学监测法和生物监测法进行监测(3次),监测合格后,灭菌器方可使用。

三、过氧化氢低温等离子灭菌器化学监测

唐红萍

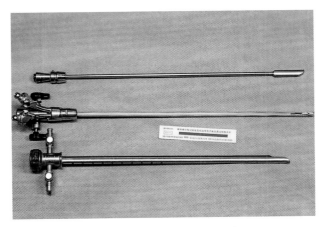

图1 待灭菌物品应充分清洁干燥

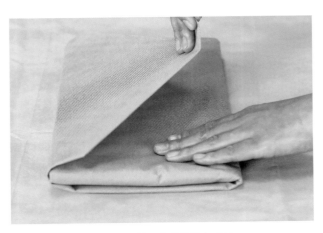

图2 包内放置化学指示卡,打包

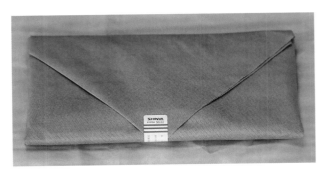

图3 包外粘贴化学指示胶带

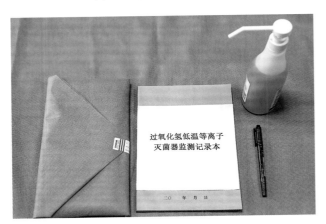

图4 物品准备:待灭菌器械包、记录本、笔、速干手消毒剂

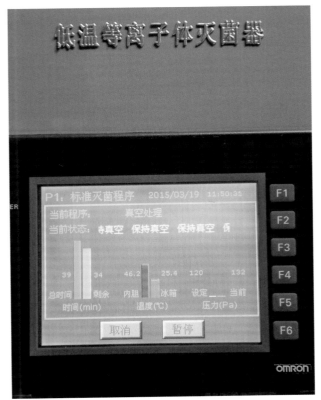

图5 启动灭菌程序,观察运行过程

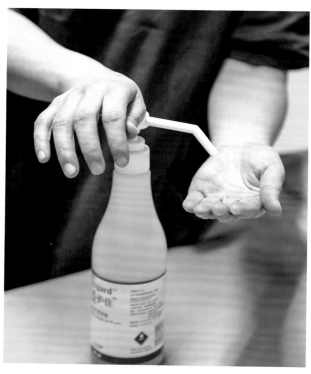

图6　灭菌程序结束,操作者进行手卫生后戴手套

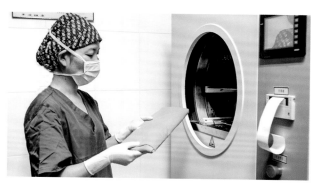

图7　从灭菌器内取出灭菌包,放置于整洁的治疗车上层

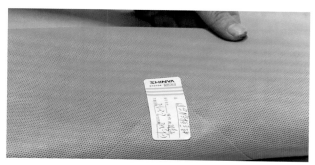

图8　观察包外化学指示胶带颜色变化,应变色均匀,颜色深度达标

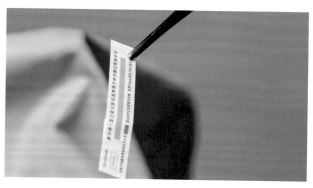

图9　无菌操作打开灭菌包,取出包内化学指示卡,观察其颜色变化,应变色均匀,颜色深度达标

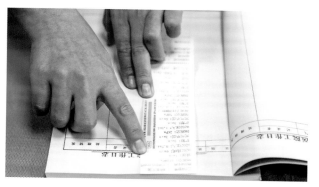

图10　操作者在灭菌登记本上记录,粘贴此次灭菌包内的化学指示卡于记录本上

　　注意事项:① 灭菌物品及包装材料不应含植物性纤维材质,如纸、海绵、棉布、木质类、油类、粉剂类等。② 包内化学指示卡应放置在最难灭菌位置,打包大小、密闭性等符合规范要求。③ 包外化学指示胶带应注明包的名称、灭菌日期、失效日期、打包者、锅号、锅次等。

　　通用要求:新安装、移位、大修、灭菌失败、包装材料或被灭菌物品改变,应对灭菌效果进行重新评价,包括采用物理监测法、化学监测法和生物监测法进行监测(3次),监测合格后,灭菌器方可使用。

━━━━━ ◈ 参 考 文 献 ◈ ━━━━━

中华人民共和国卫生部.WS/T310.3—2009医院消毒供应中心第3部分:清洗消毒及灭菌效果监测标准[S].2009.

四、过氧化氢低温等离子灭菌器生物监测

唐红萍

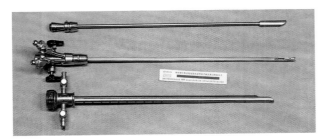

图1 待灭菌物品应充分清洁干燥

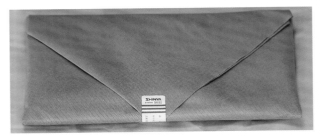

图2 打包

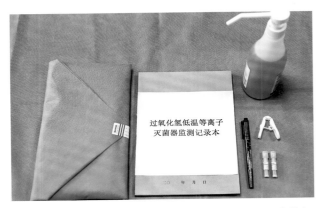

图3 物品准备：待灭菌器械包、生物指示剂2支（同批号）、挤管夹、记录本、笔、速干手消毒剂

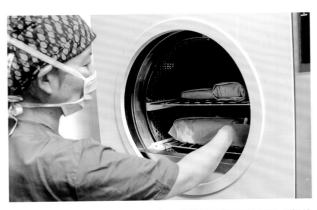

图4 将一支生物指示剂放置在离灭菌器最远端（即下层物品架的左下角或右下角）

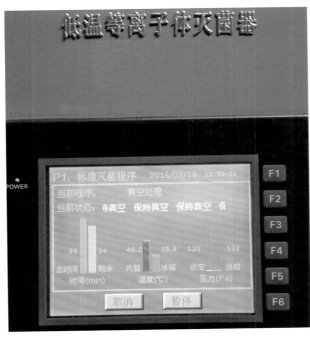

图5 启动灭菌程序，观察运行过程

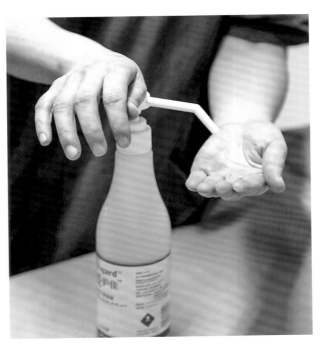

图6 灭菌程序结束，操作者进行手卫生

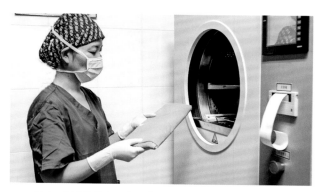

图7　从灭菌器内取出灭菌包,放置于整洁的治疗车上层

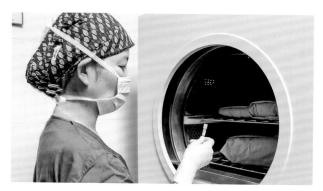

图8　观察确认生物指示剂标签上的指示标识规范变色

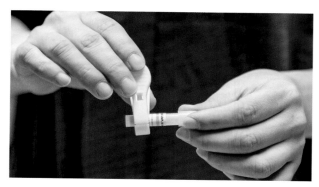

图9　压紧上盖,压迫挤破生物指示剂管内玻璃

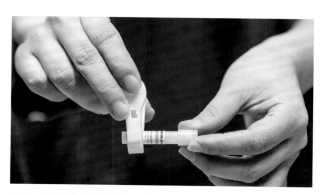

图10　取阳性对照生物指示剂一支,压迫挤破生物指示剂管内玻璃

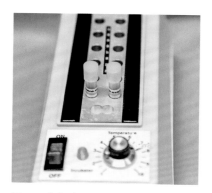

图11　将挤破的生物指示剂放于55℃培养箱,对照管一同放入

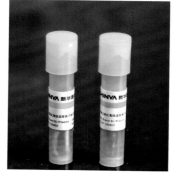

图12　培养48 h后观察,对照管由紫色变黄色,灭菌管不变色为灭菌合格

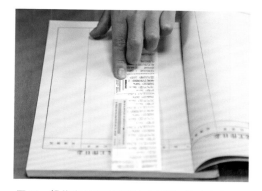

图13　操作者在灭菌登记本上记录,粘贴此次生物指示剂管变色指示标识于记录本上

注意事项:灭菌物品及包装材料不应含植物性纤维材质,如纸、海绵、棉布、木质类、油类、粉剂类等,包内放置化学指示卡,包外使用化学指示胶带,打包方法正确。

通用要求:新安装、移位、大修、灭菌失败、包装材料或被灭菌物品改变,应对灭菌效果进行重新评价,包括采用物理监测法、化学监测法和生物监测法进行监测(3次),监测合格后,灭菌器方可使用。

参　考　文　献

中华人民共和国卫生部.WS/T310.3—2009医院消毒供应中心第3部分:清洗消毒及灭菌效果监测标准[S].2009.

五、过氧乙酸灭菌器物理监测

编写：谢多双　摄影：易　建

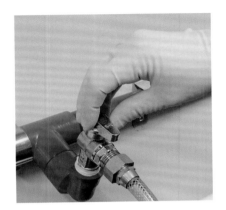

图1　连通水管,插电源

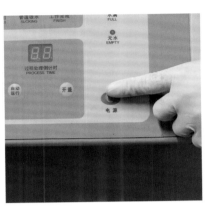

图2　开机,按"总电源"键

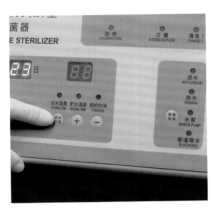

图3　按"加热"键,检查贮水温度使其达到70℃以上

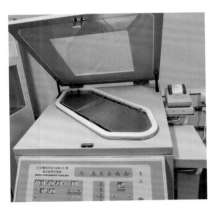

图4　按"开盖"键,打开机盖,摆放洗净的待灭菌器械

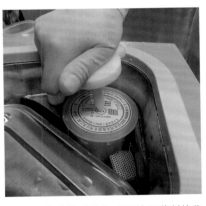

图5　更换药槽过滤棉,将装有灭菌剂的药罐放置于药槽上,将进水管对准药罐上所示"W"标志插入,按平

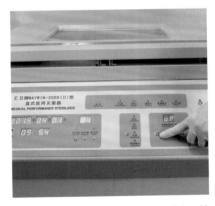

图6　按下箱盖,箱盖自动关上锁紧;按"自动运行"键,灭菌器开始灭菌,约30 min后,灭菌完成

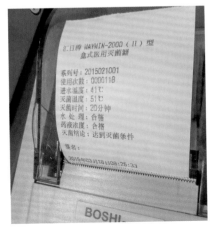

图7　检查打印结果,当打印出"达到灭菌条件"时,开盖,戴无菌手套取用无菌器械

图8　将打印结果粘贴留存备查

参 考 文 献

[1] 中华人民共和国卫生部.WS 310.1—2009医院消毒供应中心第1部分：管理规范[S].2009.
[2] 中华人民共和国卫生部.WS 310.3—2009医院消毒供应中心第3部分：清洗消毒及灭菌效果监测标准[S].2009.

六、过氧乙酸灭菌器化学监测

编写：谢多双　摄影：易　建

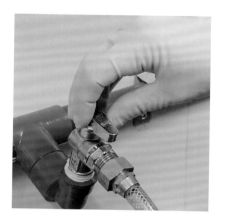

图1　连通水管，插电源

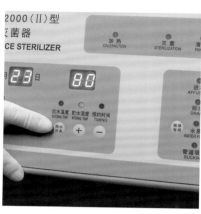

图2　开机，按"总电源"键，按"加热"键，加热贮水温度达到70℃以上

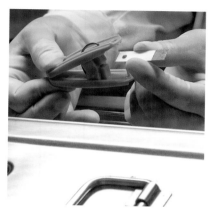

图3　取专用监测试纸，卡入试纸夹

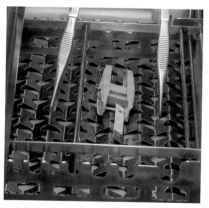

图4　将试纸夹放入灭菌盒中

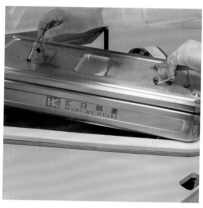

图5　开盖，将灭菌盒盖好放入灭菌器中

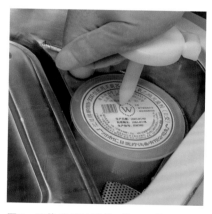

图6　更换药槽过滤棉，放入灭菌剂药罐，将进水管对准药罐上所示"W"标志插入，按平

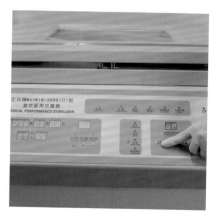

图7　按下箱盖自动锁紧，按"自动运行"键开始灭菌

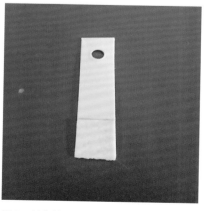

图8　判定结果，试纸蓝色部分全部变为白色为合格

七、过氧乙酸灭菌器生物监测

编写：谢多双　摄影：易　建

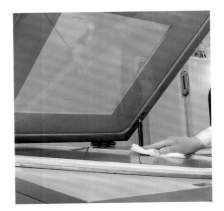

图1 擦拭灭菌器盖板及密封圈

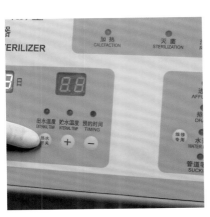

图2 连通水管，插电源，开机，按"总电源"键，按"加热"键，加热贮水温度达到70℃以上

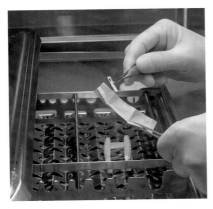

图3 将枯草芽孢菌片夹在试纸夹上，将试纸夹放入灭菌盒中

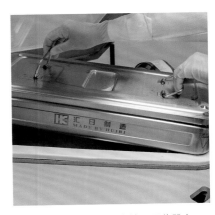

图4 开盖，将灭菌盒放入灭菌器中

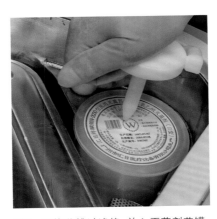

图5 更换药槽过滤棉，放入灭菌剂药罐，将进水管插入药罐

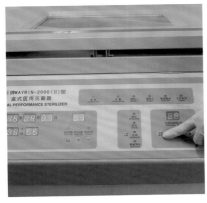

图6 按下箱盖自动锁紧，按"自动运行"键开始灭菌

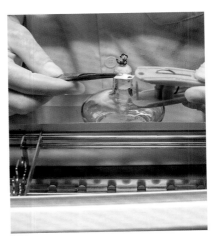

图7 取样并与阳性、空白对照一起送培养

图8 判读结果并记录

过氧乙酸灭菌器生物监测登记表					
日期	监测试纸培养结果	对照试纸培养结果	结论	操作者	核查者
2015.3.23	－	＋	合格	刘艳	王翠

一、使用中紫外线灯辐照度值测定法

傅建国

（一）方法一：紫外线强度照射指示卡测定法

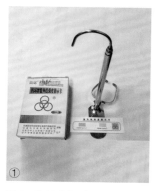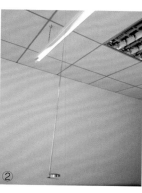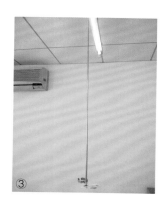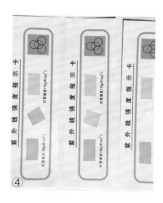

图1　物品准备：标尺、紫外线强度照射指示卡

图2　放好标尺，开启紫外线灯

图3　开启紫外线灯5 min后，将指示卡置于紫外线灯下垂直距离1 m处，有图案一面朝上

图4　照射1 min后，关掉紫外线灯，观察指示卡色块的颜色，进行结果判定。将指示卡色块的颜色与"灯管强度90 μW/cm²"、"灯管强度70 μW/cm²"标准色块进行比较，判定测定结果

（二）方法二：紫外线辐照计测定法

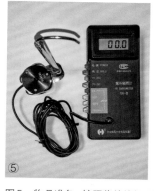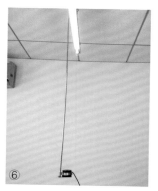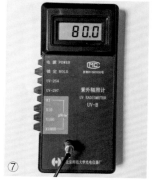

图5　物品准备：按照紫外线辐照计说明书，紫外线辐照计探头用插头和插座连接及仪器准备，观察显示屏读数是否为"0"

图6　挂好标尺，开启紫外线灯5 min

图7　紫外线灯开启5 min后，读取仪表读数，即为该紫外线灯的辐射照度值。使用中紫外线灯照射强度≥70 μW/cm²为合格；30 W高强度紫外线新灯的辐射强度≥180 μW/cm²为合格

注意事项：① 紫外线强度照射指示卡（星光卡）应获得国家卫生和计划生育委员会消毒产品卫生许可批件，并在有效期内使用。② 紫外线辐照计应每年由计量部门进行检定，并在检定的有效期内使用。

二、消毒剂染菌量采样

王 超

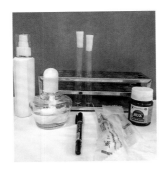

图1 用物准备：碘伏、含9ml中和剂试管、无菌注射器、酒精灯、手消毒剂、记号笔

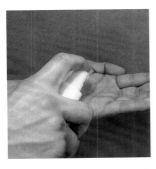

图2 手消毒：按六步洗手法搓揉至干燥

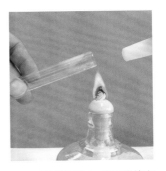

图3 消毒试管口：将试管放在酒精灯上旋转进行消毒，此为重要步骤

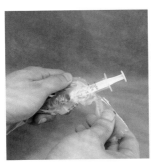

图4 无菌法取注射器

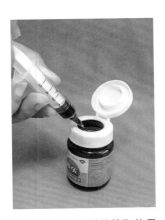

图5 用无菌注射器抽取使用中的消毒剂1ml

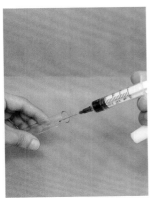

图6 将抽取的消毒剂注入含9ml中和剂的试管内，注意不接触试管口

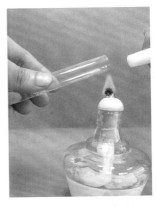

图7 再次用酒精灯消毒试管口

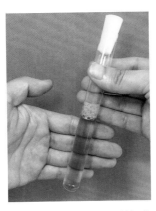

图8 将消毒剂与中和剂振荡充分混匀

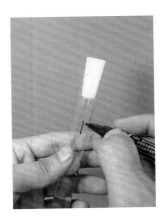

图9 用记号管在试管壁编写号码，送检

备注：中和剂的选择：① 醇类与酚类消毒剂用普通营养肉汤中和。② 含氯消毒剂、含碘消毒剂和过氧化物消毒剂用含0.1%硫代硫酸钠中和剂。③ 氯己定、季铵盐类消毒剂用含0.3%吐温-80和0.3卵磷脂的中和剂。④ 醛类消毒剂用含0.3%甘氨酸中和剂。⑤ 含有表面活性剂的各种复方消毒剂可在中和剂中加入吐温-80到3%，也可使用经该消毒剂消毒效果检测的中和剂鉴定试验确定的中和剂。

━━━ 参 考 文 献 ━━━

［1］中华人民共和国卫生部.医疗机构消毒技术规范［S］.2012.
［2］胡必杰,刘荣辉,陈文森.SIFIC医院感染预防与控制临床实践指引（2013年）［M］.上海：上海科学技术出版社,2013.

三、洁净手术室浮游菌采样

编写：曾　滔　摄影：淡青林

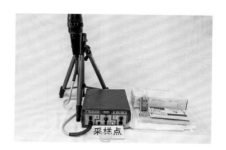

图1　待测房间及物品准备

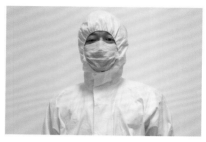

图2　采样人员准备

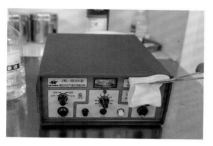

图3　采样设备外表面消毒后放入待测房间自净

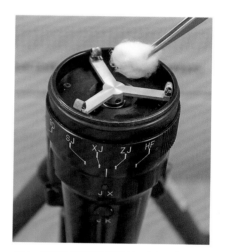

图4　采样设备采样部位清洁、消毒、干燥5min

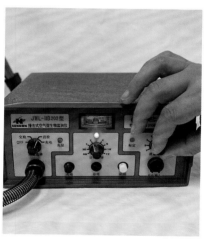

图5　调整采样器流量和采样时间，满足GB50333每点最小采样量要求

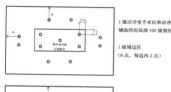
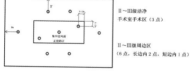
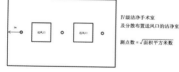

图6　根据待测房间洁净度级别选择采样点，满足GB50333要求

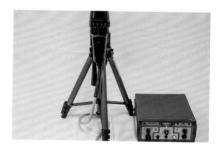

图7　手卫生措施后，放入培养皿，开启浮游菌采样器采样

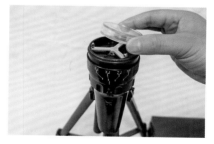

图8　手卫生措施后，取出培养皿，更换采样点，重复采样步骤7

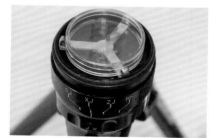

图9　空白对照

注意事项：每点最小采样量，5级1 m³（1 000 L）；6级0.3 m³（300 L）；7级0.2 m³（200 L）；8级0.1 m³（100 L）；8.5级0.1 m³（100 L）。

参 考 文 献

［1］中华人民共和国住房和城乡建设部.GB50333—2013医院洁净手术部建筑技术规范［S］.北京:中国建筑工业出版社,2013.
［2］国家食品药品监督管理局.GB/T16293—2010医药工业洁净室（区）浮游菌的测试方法［S］.北京:中国标准出版社,2010.
［3］中华人民共和国卫生部.GB15982—2012医院消毒卫生标准［S］.北京:中国标准出版社,2012.

四、洁净手术室空气沉降菌采样

编写：张丽娜　摄影：任乐乐

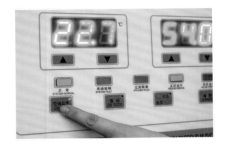

图1　手术间准备

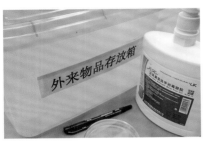

图2　采样物品准备，培养皿采样前室温放置30 min

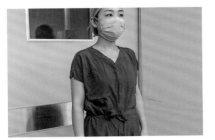

图3　采样人员准备，穿戴与待测洁净区相应的工作服

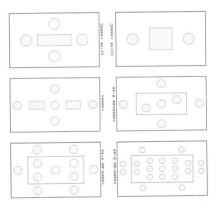

图4　不同级别区域采样布点，布点上方避免遮挡物

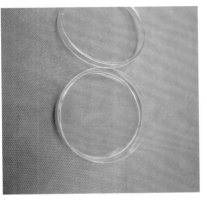

图5　打开培养皿盖，平移至培养皿边缘，暴露后的培养皿上方禁止操作，防止污染

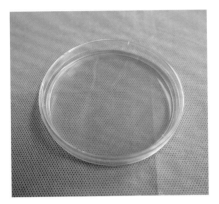

图6　暴露培养皿30 min后，将培养皿盖合上

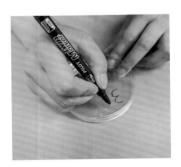

图7　标识培养皿

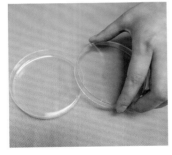

图8　随机取出培养皿一个，打开培养皿盖，平移至培养皿边缘后立即合上，做操作对照

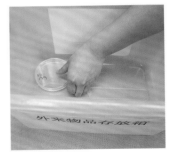

图9　将培养皿放入转运箱，密闭转运至细菌室，在37℃条件培养24 h

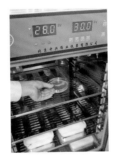

图10　每批次随机抽取培养皿放入培养箱中培养，做培养皿无菌试验

参 考 文 献

［1］中华人民共和国住房和城乡建设部.GB50333—2013医院洁净手术部建筑技术规范［S］.北京：中国建筑工业出版社，2013.
［2］胡必杰，刘荣辉，陈文森.SIFIC医院感染预防与控制临床实践指引（2013年）［M］.上海：上海科学技术出版社，2013.
［3］中华人民共和国卫生部.GB15982—2012医院消毒卫生标准［S］.北京：中国标准出版社，2012.

五、非洁净环境空气沉降菌采样

编写：曾 滔 摄影：淡青林

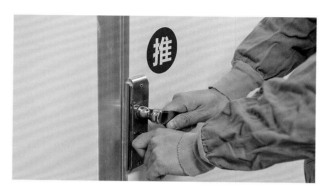

图1 待测房间准备,静止至少10 min

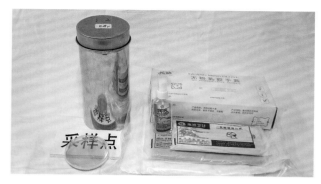

图2 物品准备

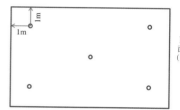

Ⅱ、Ⅲ、Ⅳ类环境
面积>30 m²
(5点)

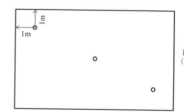

Ⅱ、Ⅲ、Ⅳ类环境
面积≤30 m²
(3点)

图3 根据待测房间面积大小,按GB15982要求放置培养皿

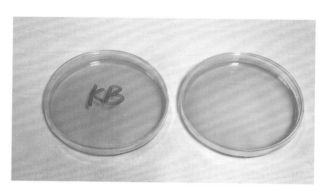

图4 空白对照

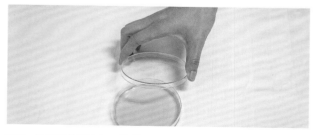

图5 从里到外逐个打开培养皿盖,扣放于平皿旁(注:手、头等严禁从培养基上方越过)

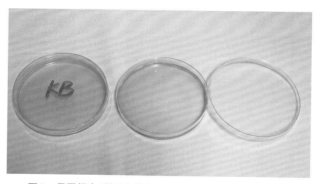

图6 暴露规定时间后,按打开顺序盖上平皿盖,及时送检

参 考 文 献

[1] 中华人民共和国卫生部.GB15982—2012医院消毒卫生标准[S].北京:中国标准出版社,2012.
[2] 中华人民共和国卫生部.WS/T367—2012医疗机构消毒技术规范[S].北京:中国标准出版社,2012.
[3] 中华人民共和国卫生部.WS/T368—2012医院空气净化管理规范[S].北京:中国标准出版社,2012.

六、空调冷凝水军团菌采样

高晓东

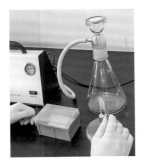

图1 从空调冷却塔采集空调冷凝水。准备好滤膜及过滤系统并连接好

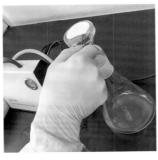

图2 采样后用无菌方式放置滤膜于滤器上

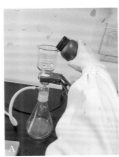

图3 安放无菌滤杯并倒入所采集水样过滤(A、B)

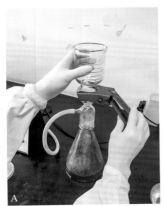

图4 将滤膜用无菌方式取下(A、B)

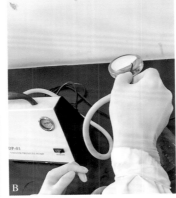

图5 将滤膜剪碎放入无菌水里并振荡

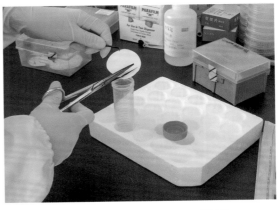

图6 分别将原液及酸处理后和热处理后的标本接种于GVPC平板(A、B)

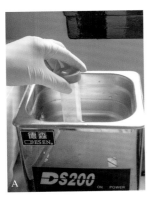

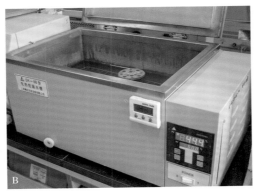

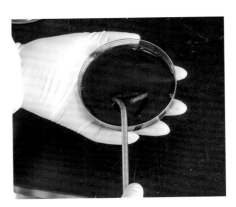

图7 将平板放入温箱培养

七、软式内镜消毒效果监测采样

赵 岚

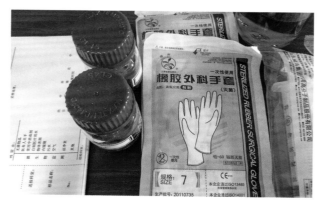

图1 物品准备：密闭采样箱、50ml无菌注射器若干、甘氨酸中和剂、50ml无菌采样瓶若干、采样记录单、清洁手套2副、外科口罩、帽子

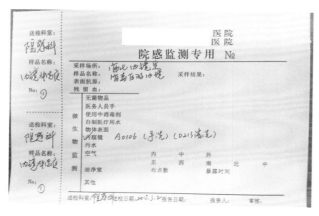

图2 采样者在采样单上注明采样日期、采样科室、内镜清洗人、清洗方式（机洗/手洗）、采样瓶编号和内镜型号

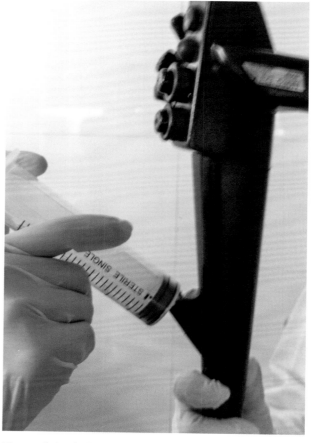

图3 工作人员规范着装，内镜消毒后，清洗人员更换清洁手套，两手竖直提内镜，操作部在上端

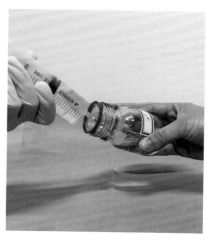

图4 采样用无菌注射器抽取10ml含有相应中和剂的缓冲液

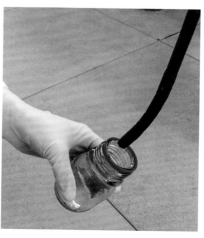

图5 采样者从待检内镜活检口注入缓冲液，由另一人员用50ml采样瓶收集采样液

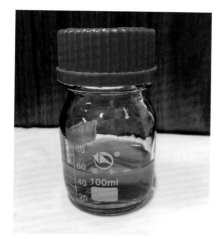

图6 拧紧采样瓶口，放入采样箱，密闭，2h内送检验科接种

八、大件(≥100 cm²)和小件(≤100 cm²)物体表面采样

卢 珊

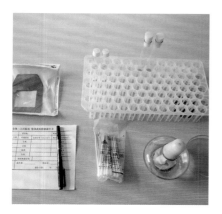

图1 物品准备：规格板内径为5 cm×5 cm

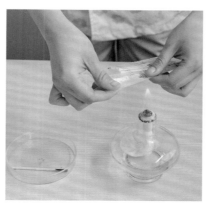

图2 打开无菌棉签

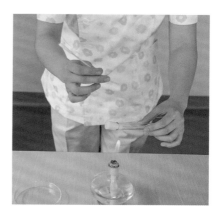

图3 消毒采样管口后取下管塞

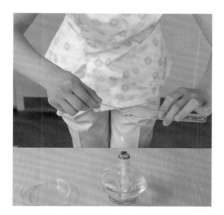

图4 将无菌棉签放入无菌0.03 mol/L的PBS或生理盐水中浸湿并挤出多余液体

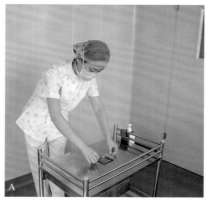

图5 A. 在规格板内横竖往返各涂抹5次，并随之转动棉签，连续采样4个规格板面积；暴发流行调查时，采样面积不限；B. 小件物体则涂抹物体全部表面采样

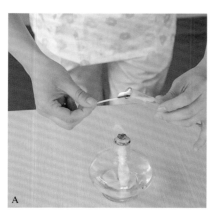

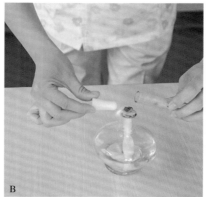

图6 将棉签放入采样管中折断手接触部分并消毒试管口后盖紧(A、B)

九、餐具消毒效果采样

编写：曾 滔　摄影：曾 滔

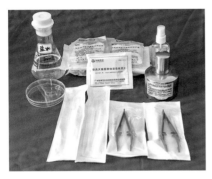

图1　采样物品设备准备：无菌生理盐水100 ml、一次性使用无菌手套2双、无菌镊子2个、无菌玻璃平皿1个、毛细吸管若干、大肠菌群快速检测纸片（以下简称"纸片"）若干、无菌塑料袋若干、酒精灯1个及消毒后的碗、盘、杯及筷子等食具若干

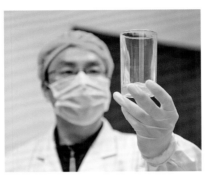

图2　取待测食具直接查看感官指标。物理消毒食具表明必须光洁、无油渍、无水渍、无异味；化学消毒的食具表面必须无泡沫、无洗消剂味道、无不溶性附着物。否则直接判断餐具消毒不合格

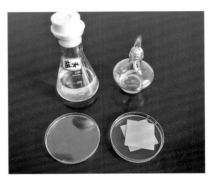

图3　无菌操作下将无菌生理盐水倒入无菌器皿，将"纸片"置入无菌玻璃平皿中，备用

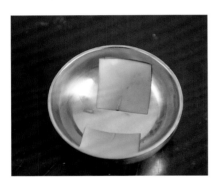

图4　将"纸片"紧贴于碗、盘、杯等食具内侧表面。每件食具贴2张"纸片"，每张面积25 cm²（5 cm×5 cm）

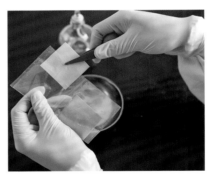

图5　"纸片"置入无菌塑料袋内

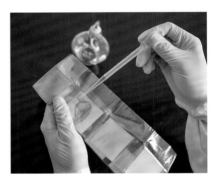

图6　用毛细吸管吸取无菌生理盐水湿润无菌塑料袋内"纸片"，备用

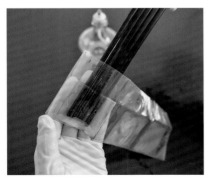

图7　以5只筷子为一件样品，立即将筷子进口端（约5 cm）抹拭"纸片"，每件样品抹拭2张"纸片"

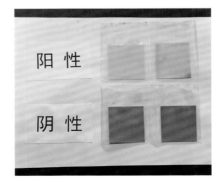

图8　合格"纸片"判断："纸片"呈紫蓝色提示大肠菌群阴性；"纸片"变黄且在黄色背景上呈现红色斑点或片状红晕提示大肠菌群阳性

参 考 文 献

[1] 胡必杰，刘荣辉，陈文森.SIFIC医院感染预防与控制临床实践指引（2013年）[M].上海：上海科学技术出版社，2013：296-299.
[2] 中华人民共和国卫生部.GB14934—1994食（饮）具消毒卫生标准[S].北京：中国标准出版社，1994.

一、洗手效果ATP监测方法

范珊红 慕彩妮

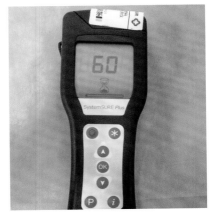

图1 开机,等待自检60 s结束

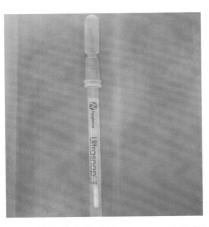

图2 从冰箱中取出Ultrasnap一体化标准检测拭子,放置15~20 min,恢复到室温状态

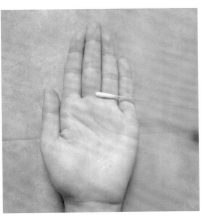

图3 被检者洗手后,双手自然干燥后五指并拢。从一体化检测试剂的试管中取出浸湿的检测棉拭子,在手指曲面从指跟到指端往返涂擦2次,同法涂擦另一只手。涂擦过程中注意转动棉拭子

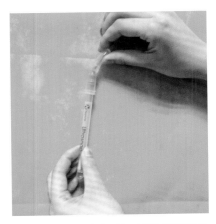

图4 采样后将棉拭子放回试管,掰断阀芯

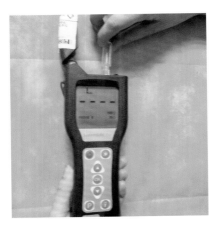

图5 打开仪器检测仓盖,放入监测试子,按"OK"进行检测,机身垂直等待15 s

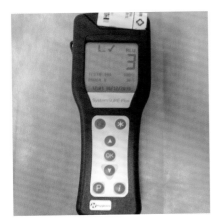

图6 显示结果

── 参 考 文 献 ──

［1］中华人民共和国卫生部.WS/T 313—2009医务人员手卫生规范［S］.2009.
［2］中华人民共和国卫生部.WS/T 367—2012 医疗机构消毒技术规范［S］.2012.

二、卫生手消毒效果采样

编写：张淑敏　潘颖颖　朱　熠　邵其君　摄影：马明超

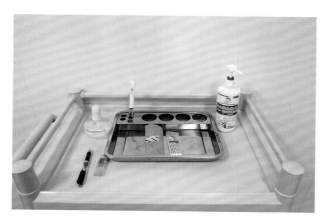

图1　准备物品

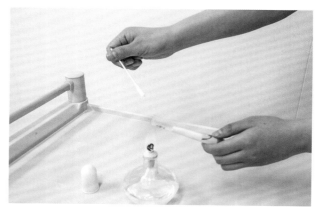

图2　酒精灯外焰烧灼采样试管管口，用无菌棉签蘸取中和试剂

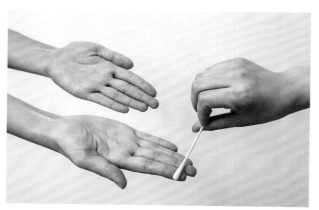

图3　被检者卫生手消毒后，双手五指并拢，用棉拭子在一手曲面从指跟到指端往返涂擦2遍，涂擦过程中同时转动棉拭子；同法采集另一只手

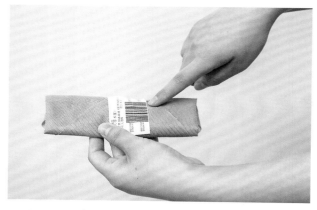

图4　取无菌剪刀，酒精灯外焰烧灼采样试管管口（同图2）

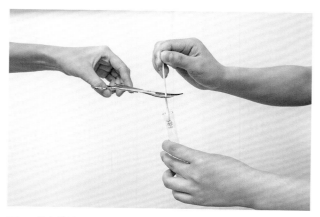

图5　剪去棉拭子手接触部分投入10 ml含相应中和剂的无菌洗脱液试管内；酒精灯外焰烧灼试管管口后盖上瓶塞（同图2）

三、外科手消毒效果采样

唐红萍

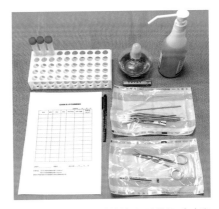

图1 物品准备：无菌棉拭子、试管架、含中和剂的无菌洗脱液、灭菌剪刀、酒精灯、打火机、采样单、采样记号笔、手消毒剂

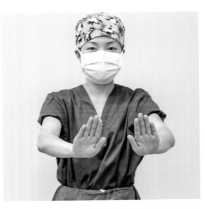

图2 被检者着装规范，外科手消毒后保持双手位于胸前并高于肘部

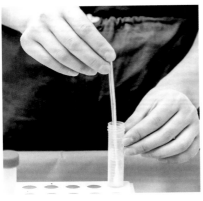

图3 取无菌棉签2根浸蘸含相应中和剂的洗脱液

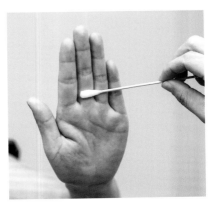

图4 一根棉签，涂擦一手五指曲面，从指跟开始至指端，每指跟到指端往返转动涂擦2次，一个手涂擦面积约30cm²；另一只手同样涂擦

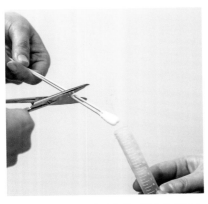

图5 剪去棉签手接触部位，两个棉签投入10 ml含相应中和剂的无菌洗脱液试管内

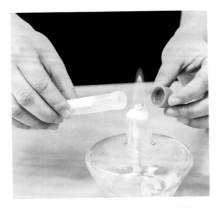

图6 试管塞用酒精灯烫后塞住试管口

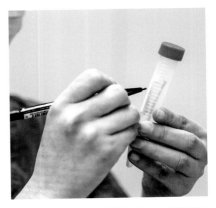

图7 在试管上标记被检者姓名、采样时间

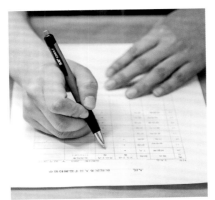

图8 填写手卫生消毒效果检测申请单，及时送检

参 考 文 献

[1] 中华人民共和国卫生部．消毒技术规范［S］.2012.

[2] 中华人民共和国卫生部．WS/T313—2009医务人员手卫生规范［S］.2009.

[3] 中华人民共和国卫生部.GB 15982—2012医院消毒卫生标准［S］.2012.

四、反渗水和透析液内毒素检测采样

黄晓琴

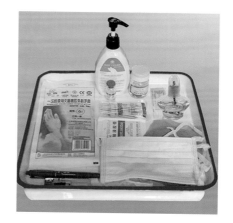

图1 用物准备

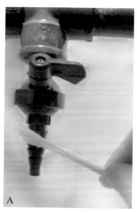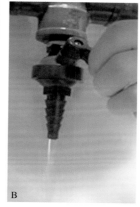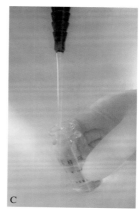

图2 反渗水采样：A. 使用75%乙醇棉签消毒反渗水采样口；B. 打开采样小开关，让反渗水流出30 s左右清洁采样口；C. 将无热原采样瓶对准水流接2 ml反渗水于瓶内

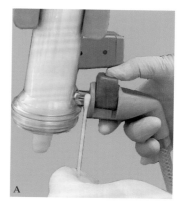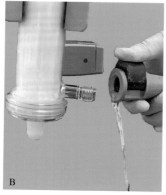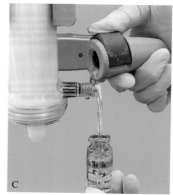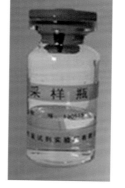

图3 透析液采样：A. 使用75%乙醇棉签消毒透析器入口水管连接；B. 分离管路，让透析液流出30 s左右清洁采样口；C. 将无热原采样瓶对准水流接2 ml透析液于瓶内

图4 无菌操作密封瓶盖，填写检测报告单，立即送检

注意事项：① 应使用无热原取样瓶或管。② 采样人员应洗手，戴一次性无菌手套。③ 取样过程应保持无菌，时间要短，动作要快，减少污染。④ 送检过程中采样瓶一定要密封。

参 考 文 献

国家食品药品监督管理局.YY 0572—2005 血液透析和相关治疗用水［S］.2005.

五、透析用水微生物采样

雷小航

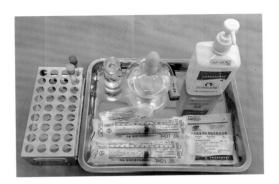

图1　物品准备

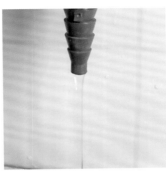

图2　透析用水入口采样处。备注：放开透析用水阀门，放流30 s左右

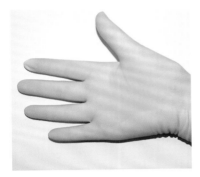

图3　手卫生，戴手套无菌操作

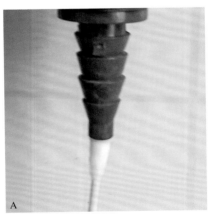

图4　先消毒出水口外面，再消毒出水口，每次一根棉签，再放流5 s（A、B）

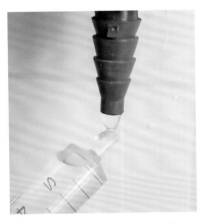

图5　使用注射器抽取透析用水

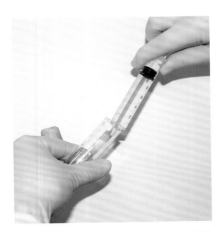

图6　按标准采样法将透析用水注入培养试管5 ml（试管倾斜45°）

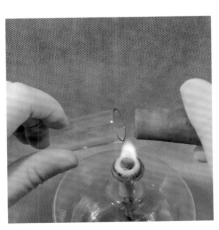

图7　打开酒精灯，点火，规范盖试管塞。封口膜或胶布封口，标明"透析用水"，2 h内送检

参考文献

国家食品药品监督管理局. YY0572—2005血液透析和相关治疗用水[S].2005.

六、透析用水余氯检测方法（试剂法）

雷小航

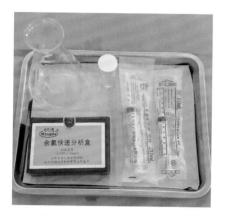

图1　物品准备；专用采样杯（20 ml）、采样量杯、检测试剂、标准色条

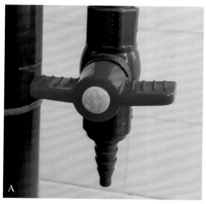

图2　选择透析用水输水管路输水端（原水采样口），使用采样杯在原水口取20 ml水样（A、B）

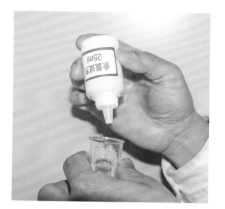

图3　在专用试管中加入余氯试剂15滴

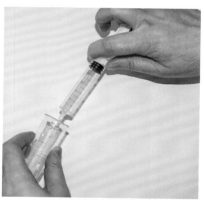

图4　将水样倒入已加入试剂的专用试管中至标准刻度线（10 ml）摇匀放置3 min

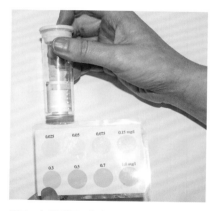

图5　自然光下，自上而下目视观察溶液变化，标本颜色与标准色条进行比较读出该溶液所含游离氯的浓度值（mg/L）

注意事项：① 余氯检测法分光度法、目视比色法，医院血透常用目视比色法。② 检测水样温度应大于15℃，低于15℃时应用手握法预热后再检测。③ 操作前工作人员应用流水洗手（消毒剂可影响结果）。④ 原水口即软水口。

───── 参 考 文 献 ─────

国家食品药品监督管理局.YY0598—2006血液透析及相关浓缩物［S］.2006.

七、透析用水硬度检测方法（试剂法）

雷小航

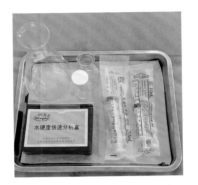

图1 物品准备：量杯、专用采样比色管、检测试剂、计算器

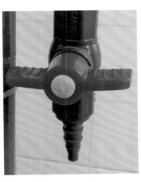

图2 选择透析用水输水管路输水端（原水采样口）

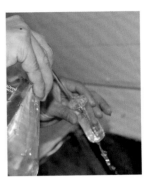

图3 将专用采样比色管用水样反复冲洗至少2遍

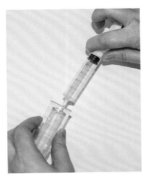

图4 用注射器取水样加入比色试管至刻度线（10ml）处

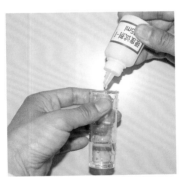

图5 将硬度检测试剂Ⅰ滴10滴入比色管中，摇匀

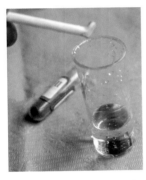

图6 加入硬度试剂Ⅱ少许，溶解、摇匀至水样显酒红色

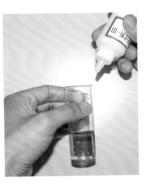

图7 专用采样比色试管倾斜45°，滴加硬度试剂Ⅲ，边滴加边摇比色管

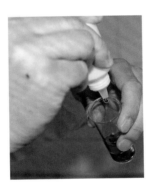

图8 滴至水色由酒红色变蓝为止，记下滴入硬度试剂Ⅲ的滴数

注意事项：① 水的硬度是指水中钙、镁元素总含量。② 如果加硬度试剂Ⅱ后水样就显蓝色，则水样硬度低于本法检测低线0.5DH。③ 操作前洗手时应采取流动水下洗手（消毒剂可影响结果）。

— 参 考 文 献 —

国家食品药品监督管理局.YY0598—2006血液透析及相关浓缩物［S］.2006.

八、空气中甲醛浓度检测

编写：曾　滔　摄影：淡青林

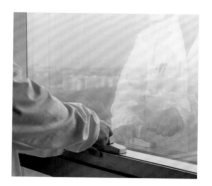

图1　采样前关闭门窗12 h，采样时继续保持门窗关闭

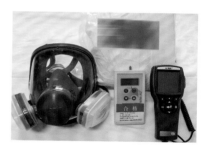

图2　物品准备

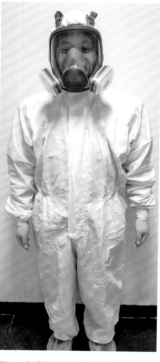

图3　根据现场情况穿戴好个人防护，避免皮肤和黏膜暴露

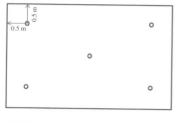

场所面积>100m²

至少5点

与人呼吸带高度一致。相对高度0.5～1.5m

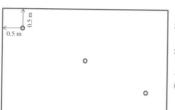

场所面积50～100m²

3～5点

与人呼吸带高度一致。相对高度0.5～1.5m

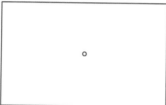

场所面积<50m²

1～3点

与人呼吸带高度一致。相对高度0.5～1.5m

图4　根据现场情况选择有代表性的工作地点：离地0.5～1.5 m，按室内面积大小要求布点

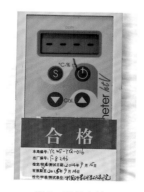

图5　开机自检

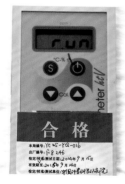

图6　按"开始"键开始采样

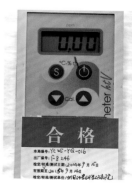

图7　更换采样点，重复采样步骤。全部采样时间至少45 min

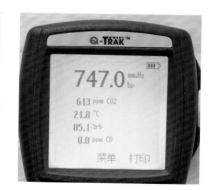

图8　记录采样点温度和大气压力。计算房间空气中甲醛平均浓度，换算成标准状态下空气中甲醛浓度（单位：mg/m³）

── 参 考 文 献 ──

中华人民共和国卫生部.GB/T18204.26—2000公共场所空气中甲醛测定方法［S］.北京：中国标准出版社，2000.

九、空气中环氧乙烷浓度检测

编写：曾 滔 摄影：淡青林

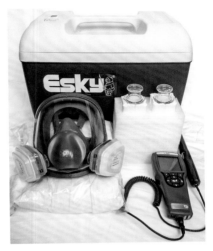

图1 物品准备（如没有100 ml注射器，可选用50 ml注射器）

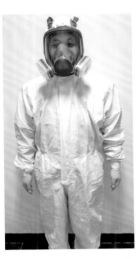

图2 根据现场情况穿戴好个人防护，避免皮肤和黏膜暴露

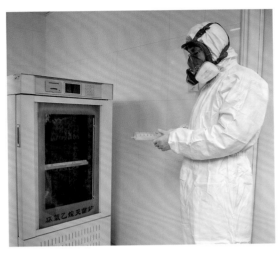

图3 选择有代表性的采样点：工作地点下风向，相对高度0.5~1.5 m，距离墙壁大于0.5 m。注射器在采样点抽吸3次后，最后抽吸100 ml空气样品

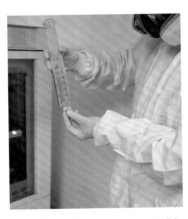

图4 采样后立即封闭注射器口，进气口向下垂直放置

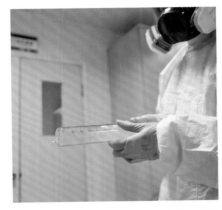

图5 另取一支注射器在清洁环境中同法采集清洁空气作为样品的空白对照

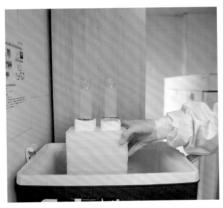

图6 样品置清洁容器中运输和保存

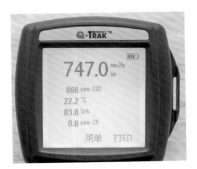

图7 记录采样点的温度和大气压力，采样后样品应在室温下于24 h内分析

参 考 文 献

[1] 中华人民共和国卫生部.GBZ159—2004工作场所空气中有害物质监测的采样规范[S].北京：人民卫生出版社，2004.
[2] 中华人民共和国卫生部.GBZ/T160.58—2004工作场所有毒物质测定环氧化合物[S].北京：人民卫生出版社，2004.

十、空气中臭氧浓度检测

编写：曾 滔　摄影：淡青林

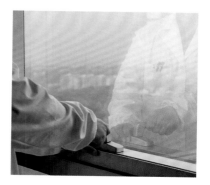

图1　采样前关闭门窗 12 h，采样时继续保存门窗关闭

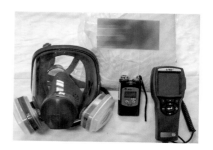

图2　臭氧浓度检测仪、温度计、气压计、个人防护用品等物品准备

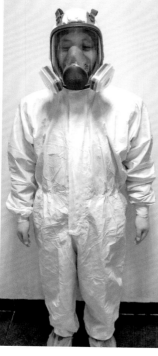

图3　根据现场情况穿戴好个人防护，避免皮肤和黏膜暴露

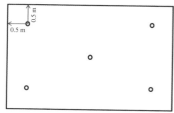

场所面积 >100m²

至少5点

与人呼吸带高度一致。相对高度 0.5～1.5 m

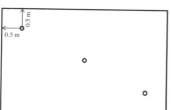

场所面积 50～100m²

3～5点

与人呼吸带高度一致。相对高度 0.5～1.5 m

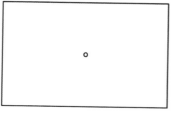

场所面积 <50m²

1～3点

与人呼吸带高度一致。相对高度 0.5～1.5 m

图4　根据现场情况选择有代表性的工作地点，依据 GB/T18883 要求布置在距地面 0.5～1.5 m 高度范围内，按室内面积大小要求布点

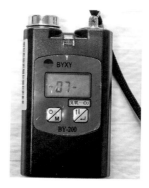

图5　按下电源开关打开臭氧浓度检测仪，对仪器进行自检

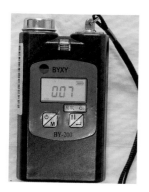

图6　按"开始"键开始采样

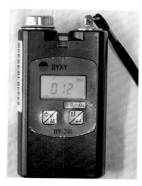

图7　更换采样点，重复采样步骤。全部采样时间至少 45 min

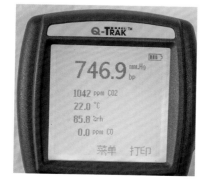

图8　记录采样点温度和大气压力。计算房间空气中臭氧平均浓度，换算成标准状态下空气中臭氧浓度（单位：mg/m³）

参 考 文 献

中华人民共和国卫生部.GB/T18204.27—2000公共场所空气中臭氧测定方法［S］.北京：中国标准出版社，2000.

十一、医院污水余氯检测

王 超

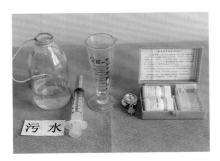

图1 用物准备：玻璃瓶、20 ml注射器、两用余氯速测盒

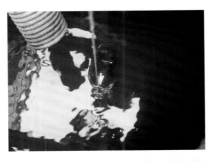

图2 在污水处理工艺末端排放口或处理设施排出口取样，污水用玻璃瓶盛装，备好20 ml注射器和两用余氯速测盒

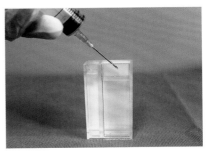

图3 用注射器将待测污水10 ml注入左边显色池（窄池），20 ml注入右边参比池（宽池），或加入待测水样至左侧刻度线

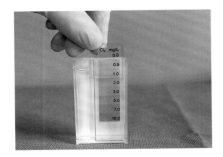

图4 将比色板插在右边参比池前的槽内

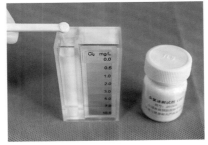

图5 向显色池中加一平勺试剂

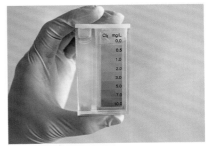

图6 盖上白塑料盖，上下轻摇使试剂溶解

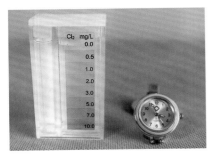

图7 试剂溶解后，立即从正面观察，找出比色板上与显色池中水溶液颜色相同的色阶，该色阶上所标的数值表示每升待测水样含游离性余氯的毫克数（mg/L）

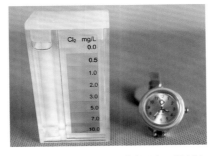

图8 测试盒放置10 min（水温在20℃以上则5 min即可）再进行比色，所得结果为总余氯

备注：总余氯数减去游离性余氯即为化合性余氯的含量。可根据医院实际情况记录数值。

十二、医院污水微生物培养采样

于国平

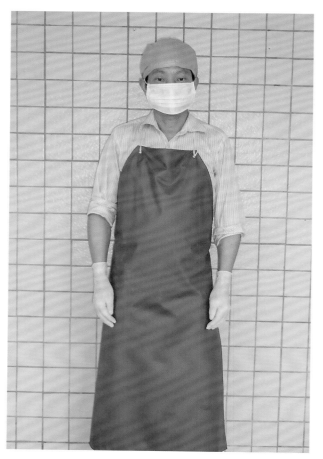

图1　人员准备：采样人员穿好工作服、防水围裙，戴帽子、口罩、鞋子

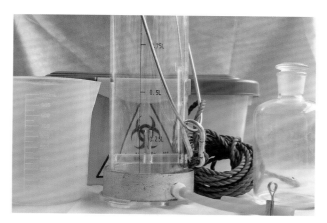

图2　物品准备：采样瓶、样品瓶、送检箱

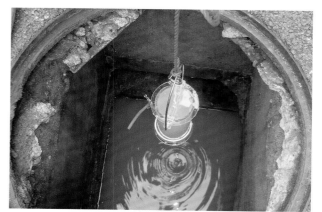

图3　用采样瓶在污水排出口取污水200 ml

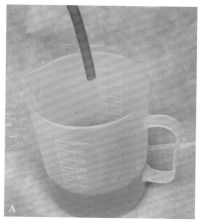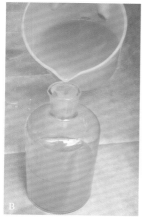

图4　采集的污水注入样品瓶，注意不要外溢（A、B）

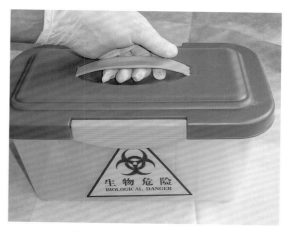

图5　将装好标本的样品瓶装入标本送检箱送检

十三、空气真菌采样（浮游菌采样）

高晓东

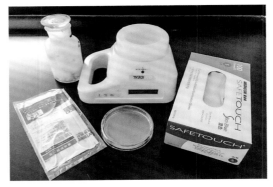

图1 SDA平板、浮游菌采样器、个人防护用品（口罩、手套）

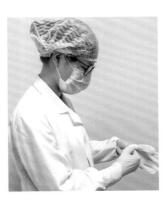

图2 穿好工作服，戴好口罩和手套

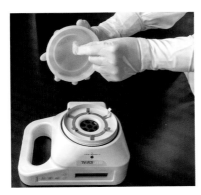

图3 打开采样器盖子并用乙醇擦拭消毒

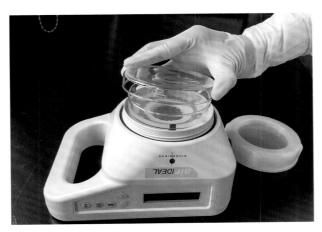

图4 将开放的SDA平板放于采样器内，盖上盖子

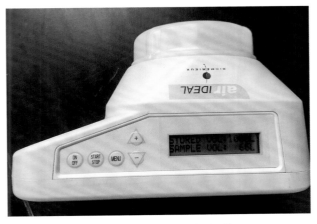

图5 启动采样器进行计时采样

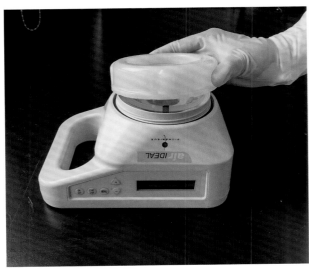

图6 打开盖子，取出平板并盖好

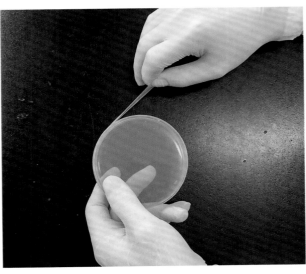

图7 将平板用封口膜封好

第五章

图　表　篇

一、日常巡查记录表

江佳佳

查核表（病房）

科室：   查核人：

编号	项 目		查核日期：	科室签字	回访日期：	科室签字
1	导管相关血流感染防控	留置中心静脉导管适应证的掌握				
2		手术室外置管操作时最大无菌屏障的执行（可以提问）				
3		手术室外置管操作时的无菌操作（可以提问）				
4		导管连接口的清洁				
5		每天评估是否拔管的记录（可以提问）				
6		尽量减少插管时间				
7		血培养双套（疑与导管相关，可送检导管尖）				
8	导尿管相关尿路感染防控	留置导尿适应证的掌握				
9		未定期更换导尿管				
10		集尿袋悬挂位置欠妥				
11		术后 24 h 内拔除导尿管				
12		每天评估是否拔管的记录				
13		维护导尿管时的手卫生				
14		尽量减少插管时间				
15	个人防护	配制消毒液、清洗器械时佩戴合适的防护用品				
16		给患者吸痰时佩戴防护眼镜				
17		穿刺、拔针操作时应戴手套				
18	呼吸机相关肺炎防控	气管插管适应证的掌握				
19		床头抬高 30°~45°（普通患者也适用，预防肺部感染）				
20		执行口腔护理				
21		吸痰时要加强手卫生和无菌操作（普通患者也适用）				
22		使用呼吸机时集水杯应保持在最低位并处于竖直状态				
23		每天应暂停镇静剂进行评估				
24		每天评估是否可以撤机和拔管应有记录				
25		尽量减少插管时间				
26	环境管理	病房围帘的更换需规范，并保持清洁				
27		病区走廊堆放纸盒、晾晒衣服				
28		不应使用扫帚，避免扬尘				
29		储存物品架不得有锈迹				
30		水槽内不得有霉菌出现				
31		仪器、常用物品的定期清洁、消毒的落实				

（续表）

编号		项 目	查核日期：	科室签字	回访日期：	科室签字
32	环境管理	病房日常环境清洁消毒措施的规范执行				
33		血液、体液发生喷溅时的正确穿戴以及规范处置措施				
34		天花板、空调出风口霉变、裂缝应报告				
35		儿童活动区设施及时清洁消毒				
36	培训宣教	家属宣教时要关注防护用品的使用				
37	手术部位感染防控	术前抗菌药物0.5~1 h内使用				
38		清洁手术术后24 h内停止使用				
39		缩短术前住院日				
40		避免不必要的备皮，如需备皮则术前即刻进行				
41		术后换药遵循无菌技术原则				
42		若无禁忌证，术前应使用抗菌皂或皂液洗澡				
43		术后尽早拔除引流管				
44	手卫生	干手纸配备充足				
45		速干手消毒液不得过期				
46		走廊所有的洗手池应正常使用				
47	特殊隔离措施	隔离标识使用规范				
48		隔离房间的准备或床边隔离的执行需加强				
49		进入病房需穿戴适当的防护用品				
50		应开具相应的隔离医嘱				
51		需掌握解除隔离的指征，及时停隔离医嘱				
52		隔离期间清洁消毒措施的执行				
53		患者转出隔离病房后的终末消毒需规范执行				
54	无菌物品管理	一次性物品不得过期				
55		启封后未使用的无菌物品应及时处置				
56	医疗废物管理	医疗废物与生活垃圾不得混放				
57		锐器盒需及时处置，并做有效封口				
58		垃圾袋不得溢出或着地放置				
59	织物管理	污布草更换后及时收集，污布草收集袋需固定				
60	信息系统	感染病例、传染病例于24 h内诊断明确后及时上报				

科室整改措施：

科室负责人签字： 确认日期：

制表人：江佳佳 制表日期：2015.1

感控 tracer 内容（手术室、DSA、产房）

科室：   查核人：

编号		项　　　目	查核日期：	科室签字	回访日期：	科室签字
1	个人防护	手术医生术中佩戴防护眼镜				
2		配制消毒液、清洗器械应佩戴合适的防护用品				
3		穿刺、拔针操作时应戴手套				
4		水痘、麻疹、肺结核的职业防护措施落实				
5		安全针具的推广使用				
6	导尿管相关尿路感染防控	集尿袋悬挂位置妥当				
7	环境管理	手术室温湿度达标（查监测记录）				
8		空气消毒器的维护与管理				
9		走廊不得堆放纸盒、摆放植物、晾晒衣物				
10		出风口定期清洗、滤网定期更换				
11		不应使用扫帚，避免扬尘				
12		储存物品架不得有锈迹				
13		水槽内不得有霉菌出现				
14		仪器、常用物品的定期清洁、消毒的落实				
15		日常环境清洁消毒措施的规范执行				
16		血液体液发生喷溅时的正确穿戴以及规范处置措施				
17	建筑施工管理	手术间的正压维护				
18		天花板、空调出风口出现霉变、裂缝应报告				
19	手术部位感染防控	术前抗菌药物 0.5~1 h 内使用				
20		器械商的规范管理				
21		避免不必要的备皮，如需备皮则术前即刻进行				
22		术中注意保暖，维持核心体温在 36℃ 以上				
23		术中减少人员走动和交谈，控制室内人员数量				
24		有明显皮肤感染或者患感冒、流感等呼吸道疾病，以及携带或感染 MRSA 的医务人员，在未治愈前不应当参加手术				
25	手卫生	手消毒液不得过期				
26		干手纸不得过期				
27	特殊隔离措施	进入手术间需穿戴适当的防护用品				
28		终末消毒规范执行				
29	无菌物品管理	一次性物品不得过期				
30		启封后未使用的无菌物品应及时处置				
31	消毒液管理	各类消毒液有效期适当				
32	医疗废物管理	废弃物、纸箱等不得堆放在诊疗区域				

（续表）

编号		项　　目	查核日期：	科室签字	回访日期：	科室签字
33	医疗废物管理	医疗废物与生活垃圾不得混放				
34		医疗废物分类清晰				
35		锐器盒需及时处置，注意安全使用				
36		垃圾袋不得溢出或着地放置				
37	织物管理	污布草更换后及时收集，污布草收集袋需固定				
38		疫苗登记（产房）				

科室整改措施：

科室负责人签字：　　　　　　　　　　　　确认日期：

制表人：江佳佳　　　　　　　　　　制表日期：2015.1

感控tracer内容（门急诊、医技科室）

科室：　　　　　　　　　　　　　　　　　　　　　　　　查核人：

编号		项　　目	查核日期：	科室签字	回访日期：	科室签字
1	个人防护	配制消毒液、清洗器械时佩戴合适的防护用品				
2		给患者吸痰时佩戴防护眼镜				
3		穿刺、拔针操作时应戴手套				
4		水痘、麻疹、肺结核的职业防护措施落实				
5		安全针具的推广使用				
6	环境管理	紫外线、循环风的维护与管理需明确				
7		围帘的更换需规范，并保持清洁				
8		下收下送各类物品时需密封运送，包括送饭、耗材、药品、各类废弃物等				
9		走廊不得堆放纸盒、晾晒衣服				
10		出风口定期清洗，滤网定期更换				
11		不应使用扫帚，避免扬尘				
12		储存物品架不得有锈迹				
13		水槽内不得有霉菌出现				
14		仪器、常用物品的定期清洁、消毒的落实				
15		病房日常环境清洁消毒措施的规范执行				
16		血液、体液发生喷溅时的正确穿戴以及规范处置措施				
17		天花板、空调出风口霉变、裂缝应报告				

（续表）

编号	项 目		查核日期：	科室签字	回访日期：	科室签字
18	手卫生	水池旁干手纸配备充足				
19		速干手消毒液不得过期				
20		走廊所有的洗手池应正常使用				
21	特殊隔离措施	隔离标识辨识准确				
22		接触隔离患者需穿戴适当的防护用品				
23	无菌物品管理	一次性物品不得过期				
24		启封后未使用的无菌物品应及时处置				
25	消毒液管理	各类消毒液有效期适当				
26	医疗废物管理	废弃物、纸箱等不得堆放在诊疗区域				
27		医疗废物与生活垃圾不得混放				
28		医疗废物分类概念清晰				
29		锐器盒需及时处置,注意安全使用				
30		公共区域的垃圾桶需加强管理				
31		垃圾袋不得溢出或着地放置				
32	织物管理	污布草更换后及时收集,污布草收集袋需固定				
33	消毒供应中心管理	供应室污洗间的负压维护				
34		器械不应在病房内清点,使用后需初步清洗				
35		水处理需定期监测维护				
36		回收车辆外罩需每次使用后更换				
37		温、湿度监测				
38	血透管理	透析器旁操作时应戴手套				
39		对中心静脉置管患者进行监测并记录				
40		透析单元包括透析机需保持清洁				
41	内镜室管理	内镜清洗时防护用品穿戴合适				
42		消毒液浓度监测规范				
43		内镜转运使用清洁车、污染车运送				
44	急诊	疫苗管理				
45		救护车内及时进行清洁消毒整理				
46		突发疫情时的流程、防护措施知晓				

科室整改措施:

科室负责人签字： 确认日期：

制表人：江佳佳 制表日期：2015.1

二、高频接触物体表面清洁状况核查表

刘荣辉

日期_____年_____月_____日　　科室_____督查者_____

病房_____　　责任护士_____责任保洁人员_____

（一）患者区域

环境物体表面	清 洁	不 清 洁	不 适 用
床栏杆			
床尾摇把			
床架			
骑床桌			
输液架			
呼叫按钮			
遥控器			
床旁桌			
椅子			
病房水龙头开关			
病房灯开关			
病房门把手			
卫生间门把手			
卫生间灯开关			
卫生间水龙头开关			
马桶冲水按钮（把手）			
设施/设备物体表面	清 洁	不 清 洁	不 适 用
输液泵			
监护仪			
吊塔			
呼吸机按钮			
血糖仪			
血压计			
听诊器			

（二）办公区域

名　称	清　洁	不　清　洁	不　适　用
医生办公室计算机键盘			
医生办公室鼠标			
医生办公室电话			
医生办公室饮水机			
护士站计算机键盘			
护士站鼠标			
护士站电话			
护士站饮水机			
病历夹			

———— 参 考 文 献 ————

CDC.Options for Evaluating Environmental Cleaning［S］. 2010.

三、医务人员手卫生依从性观察表

刘　滨

（一）手卫生依从性观察表

观 察 期	□干预前　□干预后		日　期		观 察 者	
科　室			观察场次		页　码	
开始时间	＿＿时＿＿分		结束时间	＿＿时＿＿分	观察时间	＿＿分
专业类别				专业类别		
人　数				人　数		

时机	指征	行动	时机	指征	行动	时机	指征	行动	时机	指征	行动
1	□接触患者前 □清洁或无菌操作前 □接触患者体液后 □接触患者后 □接触患者环境后	□揉搓手 □洗手 ○未采取 ○手套	1	□接触患者前 □清洁或无菌操作前 □接触患者体液后 □接触患者后 □接触患者环境后	□揉搓手 □洗手 ○未采取 ○手套	1	□接触患者前 □清洁或无菌操作前 □接触患者体液后 □接触患者后 □接触患者环境后	□揉搓手 □洗手 ○未采取 ○手套	1	□接触患者前 □清洁或无菌操作前 □接触患者体液后 □接触患者后 □接触患者环境后	□揉搓手 □洗手 ○未采取 ○手套
2	□接触患者前 □清洁或无菌操作前 □接触患者体液后 □接触患者后 □接触患者环境后	□揉搓手 □洗手 ○未采取 ○手套	2	□接触患者前 □清洁或无菌操作前 □接触患者体液后 □接触患者后 □接触患者环境后	□揉搓手 □洗手 ○未采取 ○手套	2	□接触患者前 □清洁或无菌操作前 □接触患者体液后 □接触患者后 □接触患者环境后	□揉搓手 □洗手 ○未采取 ○手套	2	□接触患者前 □清洁或无菌操作前 □接触患者体液后 □接触患者后 □接触患者环境后	□揉搓手 □洗手 ○未采取 ○手套

（续表）

时机	指征	行动	时机	指征	行动	时机	指征	行动	时机	指征	行动
3	□接触患者前 □清洁或无菌操作前 □接触患者体液后 □接触患者后 □接触患者环境后	□揉搓手 □洗手 ○未采取 ○手套	3	□接触患者前 □清洁或无菌操作前 □接触患者体液后 □接触患者后 □接触患者环境后	□揉搓手 □洗手 ○未采取 ○手套	3	□接触患者前 □清洁或无菌操作前 □接触患者体液后 □接触患者后 □接触患者环境后	□揉搓手 □洗手 ○未采取 ○手套	3	□接触患者前 □清洁或无菌操作前 □接触患者体液后 □接触患者后 □接触患者环境后	□揉搓手 □洗手 ○未采取 ○手套
4	□接触患者前 □清洁或无菌操作前 □接触患者体液后 □接触患者后 □接触患者环境后	□揉搓手 □洗手 ○未采取 ○手套	4	□接触患者前 □清洁或无菌操作前 □接触患者体液后 □接触患者后 □接触患者环境后	□揉搓手 □洗手 ○未采取 ○手套	4	□接触患者前 □清洁或无菌操作前 □接触患者体液后 □接触患者后 □接触患者环境后	□揉搓手 □洗手 ○未采取 ○手套	4	□接触患者前 □清洁或无菌操作前 □接触患者体液后 □接触患者后 □接触患者环境后	□揉搓手 □洗手 ○未采取 ○手套
5	□接触患者前 □清洁或无菌操作前 □接触患者体液后 □接触患者后 □接触患者环境后	□揉搓手 □洗手 ○未采取 ○手套	5	□接触患者前 □清洁或无菌操作前 □接触患者体液后 □接触患者后 □接触患者环境后	□揉搓手 □洗手 ○未采取 ○手套	5	□接触患者前 □清洁或无菌操作前 □接触患者体液后 □接触患者后 □接触患者环境后	□揉搓手 □洗手 ○未采取 ○手套	5	□接触患者前 □清洁或无菌操作前 □接触患者体液后 □接触患者后 □接触患者环境后	□揉搓手 □洗手 ○未采取 ○手套
6	□接触患者前 □清洁或无菌操作前 □接触患者体液后 □接触患者后 □接触患者环境后	□揉搓手 □洗手 ○未采取 ○手套	6	□接触患者前 □清洁或无菌操作前 □接触患者体液后 □接触患者后 □接触患者环境后	□揉搓手 □洗手 ○未采取 ○手套	6	□接触患者前 □清洁或无菌操作前 □接触患者体液后 □接触患者后 □接触患者环境后	□揉搓手 □洗手 ○未采取 ○手套	6	□接触患者前 □清洁或无菌操作前 □接触患者体液后 □接触患者后 □接触患者环境后	□揉搓手 □洗手 ○未采取 ○手套
7	□接触患者前 □清洁或无菌操作前 □接触患者体液后 □接触患者后 □接触患者环境后	□揉搓手 □洗手 ○未采取 ○手套	7	□接触患者前 □清洁或无菌操作前 □接触患者体液后 □接触患者后 □接触患者环境后	□揉搓手 □洗手 ○未采取 ○手套	7	□接触患者前 □清洁或无菌操作前 □接触患者体液后 □接触患者后 □接触患者环境后	□揉搓手 □洗手 ○未采取 ○手套	7	□接触患者前 □清洁或无菌操作前 □接触患者体液后 □接触患者后 □接触患者环境后	□揉搓手 □洗手 ○未采取 ○手套
8	□接触患者前 □清洁或无菌操作前 □接触患者体液后 □接触患者后 □接触患者环境后	□揉搓手 □洗手 ○未采取 ○手套	8	□接触患者前 □清洁或无菌操作前 □接触患者体液后 □接触患者后 □接触患者环境后	□揉搓手 □洗手 ○未采取 ○手套	8	□接触患者前 □清洁或无菌操作前 □接触患者体液后 □接触患者后 □接触患者环境后	□揉搓手 □洗手 ○未采取 ○手套	8	□接触患者前 □清洁或无菌操作前 □接触患者体液后 □接触患者后 □接触患者环境后	□揉搓手 □洗手 ○未采取 ○手套

表格使用建议：① 在公开、可直接观察的情况下，观察员适时向医务人员和患者自我介绍，说明此调查的意义以获得配合。② 医务人员来自四个专业。观察员在医务人员为患者提供卫生保健服务过程中实施观察。③ 用铅笔记录检测和观察数据，以便必要时修改。④ 表头在开始数据收集前填写完整（除外结束时间和观察持续时间）。⑤ 观察不应超过 20 min（根据观察内容调整，可上下浮动 10 min）；观察结束后填写结束时间和观察持续时间。⑥ 在保证完成观察的情况下，可以同时观察三个医务人员。

⑦ 由于同一专业记录在同一列,所以一次观察中可以相继纳入多个相同专业的医务人员。或者,每列只记录一名医务人员,此时应注明专业类别。⑧ 一旦观察到手卫生的指征时,根据观察到的行为在相应列的方框中进行标记。观察到的所有指征及相关行为(包括未采取手卫生)均应记录。⑨ 每一个时机在每行每列是不同的。⑩ 在方框(一个时机适用多个选项)或圆圈(一个时机只适用一个选项)内记录。⑪ 当几个指征同时出现,每个都需在相应的方框中记录。⑫ 不管是否完成手卫生均应记录。⑬ 只在医务人员未采取其他手卫生措施直接戴手套的情况下才记录手套的使用情况。

(二)条目的简短描述

机构	按当地术语填写
单位	按当地术语填写
病房	按当地术语填写
科室	按以下标准术语填写

内科,包括皮肤科、神经科、血液科、肿瘤科等	外科,包括神经外科、泌尿外科、耳鼻喉科、眼科等
混合(内科及手术),包括妇科	产科,包括相关手术
儿科,包括相关手术	重症监护与复苏
急诊	长期护理与康复
门诊,包括相关手术	其他(指定)

时期	1. 干预前 2. 干预后
日期	年 / 月 / 日
开始/结束时间	时 / 分
观察持续时间	观察开始和结束时间的差,用观察分钟数表示
时间编号	指纳入数据进行分析时的编号
观察者	填写观察员名字的缩写。观察员负责收集数据并在数据提交分析前核对其准确性
页码	只在同一观察使用不止一张表格时填写
专业类别	根据下列分类填写:

	1. 护士/助产士	1.1 护士 1.2 助产士 1.3 学生
	2. 助手	
	3. 临床医生	3.1 内科医生 3.2 外科医生 3.3 麻醉师/复苏师/急诊医生 3.4 儿科医生 3.5 妇科医生 3.6 会诊医生 3.7 医学生
	4. 其他医务人员	4.1 治疗师(物理治疗师、职业病治疗师、听力治疗师、语言治疗师) 4.2 技师(放射人员、心血管技术人员、手术室技术人员、实验室技术人员等) 4.3 其他(营养师、牙科医生、社会工作者和其他医务人员) 4.4 学生

编码	根据观察先后顺序对属同一专业类别的医务人员进行编号
手卫生时机	至少有一个应用指征的情况
手卫生指征	进行手卫生的原因;在一个时刻所有应用指征均应记录

接触患者前	接触患者体液后
清洁或无菌操作前	接触患者后
	接触患者周围环境后

（续表）

手卫生措施	分为阳性手卫生行为（洗手或卫生手消毒）或阴性手卫生行为（没有洗手或卫生手消毒）	
	手消毒：用速干手消毒剂进行手卫生	未完成：未采取任何手卫生措施
	洗手：用肥皂/洗手液和水洗手	

参 考 文 献

WHO. Hand Hygiene Technical Reference Manual［S］.2009.

四、多重耐药菌感染或定植患者接触隔离实践核查表

张淑敏

科室_____ 床号_____ 患者姓名_____ 病例号_____

该患者携带的多重耐药菌种类：
　□MRSA（耐甲氧西林金葡菌）　　　　　　　　□VRE（耐万古霉素肠球菌）
　□产超广谱β–内酰胺酶（ESBLs）的革兰阴性细菌
　□泛耐药铜绿假单胞菌（MDRPA）　　　　　　□泛耐药鲍曼不动杆菌（MDRAB）
　□其他多重耐药菌

患者隔离措施落实情况：

	是	否
1. 患者单间隔离或同种病原体感染收治一室。	□	□
2. 条件限制时实施床旁隔离,确保病床之间间隔>1.1 m。	□	□
3. 不与留置各种导管、有开放性伤口或免疫功能低下的患者安置在同一病房。	□	□
4. 在患者床边悬挂隔离标识。	□	□
5. 医疗废物管理是否规范。	□	□
6. 患者床边备隔离衣。	□	□
7. 患者床边备快速手消毒剂。	□	□
8. 实施分组诊疗、护理,所有诊疗物品专用。	□	□
9. 患者周围环境、地面、物品每天清洁消毒并有记录。	□	□
10. 专用清洁用具进行清洁消毒。	□	□
11. 限制患者转运或移动,必须转运应通知接收科室做好隔离措施。	□	□
12. 低度危险性诊疗物品专用,重复使用的终末彻底清洁消毒。	□	□
13. 对患者、家属及陪伴人员进行宣教。	□	□

医务人员隔离防护措施落实情况：

	是	否
1. 主管医师应通知本科室所有医护人员、护工等知晓隔离措施。	□	□
2. 严格执行手卫生。	□	□
3. 接触患者非完整皮肤、邻近患者周围表面和物品应戴手套。	□	□
4. 隔离衣正确穿脱；离开病房前脱下隔离并进行手卫生。	□	□
5. MDR 患者所有诊疗护理操作最后进行。	□	□
6. 感染症状和体征好转后,按指南建议解除隔离。	□	□

督查者_____ 科室签名_____

督查时间_____年_____月_____日

———— 参 考 文 献 ————

胡必杰,刘荣辉,陈文森.SIFIC医院感染预防与控制临床实践指引(2013年)[M].上海:上海科学技术出版社,2013.

五、多重耐药菌感染患者转科通知单

张立国

科室＿＿＿＿＿＿　姓名＿＿＿＿＿＿　性别＿＿＿＿＿＿　年龄＿＿＿＿＿＿　住院号＿＿＿＿＿＿

患者基本情况：

入院诊断：　　　　　　　　　　标本：　　　　　　　　多重耐药菌名称：

是否医院感染：是　否　　　　　医院感染诊断：

多重耐药菌流行防控措施：

1. 尽量安排单间或同种病原体感染患者安排一室,床间距大于1.1 m。不能与免疫力低下、有开放性伤口、有侵入性导管患者同住一室。
2. 有接触隔离长期医嘱,执行接触隔离,适当限制患者的活动。
3. 床头有接触隔离提示卡,病历夹有多重耐药菌警示标识。
4. 落实序贯诊疗和护理要求,可设专人护理。到医技科室进行检查应事先预约。
5. 床头配备速干手消毒剂,按照手卫生指征落实手卫生。
6. 严格遵守无菌技术操作原则,尤其是侵入性操作。
7. 体温计、听诊器、血压计、输液架等物品专人专用;轮椅、担架、车辆等不能专用的器械、器具和物品每次使用后进行擦拭消毒。
8. 加强对医务人员和患者高频接触物体表面的清洁消毒,每天2~3次;遇有污染时随时进行清洁消毒。
9. 医护人员正确使用帽子、口罩、手套等防护用品,必要时穿隔离衣。
10. 限制探视,加强对陪护人员和探视人员接触隔离相关知识的指导,进行手卫生;必要时根据暴露风险穿戴其他防护用品。
11. 床边设专用感染性医疗废物桶,双层医疗废物包装袋转运。

转出科室主管医生已经将该患者基本情况及多重耐药菌防控措施进行了告知。

转出科室主管医生签名：　　　　　　年　　月　　日

转入科室主管医生已经了解该患者基本情况,并严格执行多重耐药菌各项防控措施。

转入科室主管医生签名：　　　　　　年　　月　　日

备注：

———— 参 考 文 献 ————

[1] 中华人民共和国卫生部.多重耐药菌医院感染预防与控制技术指南(试行)[S].2011.
[2] 胡必杰,宗志勇,顾克菊.多重耐药菌感染控制最佳实践[M].上海:上海科学技术出版社,2012.

六、中央导管相关血流感染预防实践核查表

张淑敏

姓名:＿＿＿＿＿＿＿　床号:＿＿＿＿＿＿＿　病历号:＿＿＿＿＿＿＿＿　性别:男□　　女□
年龄:＿＿＿＿＿＿　操作日期:＿＿＿＿＿＿＿＿＿

观察者:□　　操作者:□　　协助者:□　　静脉置管操作者:医生□　　护士□

观察者:□　　操作者:□　　协助者:□　　静脉置管操作者:医生□　　护士□

置管理由:新指征 □　　替换出现故障的导管 □

置管部位:锁骨下静脉 □　　颈静脉□　　股静脉 □　　PICC □

导管腔数:1□　　2□　　3□　　4□

进行置管前操作者进行了手卫生:　　　　　　　　　　　　　　　　　　　　是□　否□

最大可能无菌屏障预防:

　　帽子　　　　　　　是□　否□　　　　佩戴正确　　　　　　是□　否□

　　口罩　　　　　　　是□　否□　　　　佩戴正确　　　　　　是□　否□

　　无菌手术衣　　　　是□　否□　　　　穿戴正确　　　　　　是□　否□

　　无菌手套　　　　　是□　否□　　　　佩戴正确　　　　　　是□　否□

　　大无菌巾　　　　　是□　否□　　　　铺法正确　　　　　　是□　否□

皮肤消毒范围≥15 cm:　　　　是□　否□　　消毒方法正确　　　　是□　否□

穿刺时皮肤准备消毒剂完全干燥　是□　否□

置管后维护:接触穿刺点或敷料前操作者进行了手卫生:　　　　　　　　　　是□　否□

　　　　　维护时注意导管的固定　　　　　　　　　　　　　　　　　　　　是□　否□

　　　　　对导管连接端口进行消毒,待干后方可使用　　　　　　　　　　　是□　否□

　　　　　用生理盐水或肝素盐水冲管,预防导管内血栓形成:

　　　　　紧急置管48 h内更换导管　　　　　　　　　　　　　　　　　　　是□　否□

　　　　　怀疑导管相关感染拔出导管　　　　　　　　　　　　　　　　　　是□　否□

　　　　　怀疑有导管相关感染送检导管　　　　　　　　　　　　　　　　　是□　否□

　　　　　每天评价留置导管的必要性,及早拔管　　　　　　　　　　　　　是□　否□

置管部位覆盖:　透明敷料　□　　　　纱布　□

敷料的更换:　　1次/2天　□　　　　1~2次/周　□　　随时　□

督查时间＿＿＿＿年＿＿＿＿月＿＿＿＿日

── 参 考 文 献 ──

［1］中华人民共和国卫生部.导管相关血流感染预防与控制技术指南(试行)［S］.2010.
［2］胡必杰,刘荣辉,陈文森.SIFIC医院感染预防与控制临床实践指引(2013年)［M］.上海:上海科学技术出版社,2013.

七、中心静脉导管置管核对清单

张立国

姓名：_____   性别：_____   年龄：_____岁
科室：_____   病历号：_____   登记号：_____

置管地点：_____   置管日期：_____年_____月_____日_____时_____分
记录者为：□ 协助者   □ 置管操作者   □ 观察者
置管操作者姓名：_____为：
　　　□ 麻醉医师　　□ ICU 医师　　□ 病区医师　　□ 急诊医师　　□ 急诊护士　　□ PICC 小组护士　　□ 其他
置管原因：
　　　□ 出现中心静脉导管置管指征　□ 原有导管功能障碍　　□ 原有导管感染　　　　□ 其他原因
置管部位：
　　　□ 股静脉　　□ 锁骨下静脉　　□ 颈内静脉　　□ 脐静脉　　□ 其他(　　　　　　)
中心静脉导管类型：
　　　□ 非透析导管(隧道式)　　　□ 非透析导管(非隧道式)　　□ 透析导管(隧道式)
　　　□ 透析导管(非隧道式)　　　□ PICC 导管　　　　　　　　□ 其他(　　　　　　)
各种医用材料：
　　　是否在有效期内：□ 是　□ 否；包装是否完整：□ 是　□ 否
置管部位皮肤准备：(多选)
　　　□ 局部清洁　　□ 乙醇　　　□ 安尔碘　　□ 碘伏
　　　□ 碘酊　　　　□ 氯己定制剂　□ 其他消毒剂(　　　　　　)
置管穿刺时：
　　穿刺点消毒范围大于 15 cm：□ 是　□ 否　□ 未观察到
　　穿刺时消毒剂是否已经干透：□ 是　□ 否　□ 未观察到
医院感染防控措施执行情况：
　　正确手卫生　□ 是　□ 否　　　戴帽子　　　　□ 是　□ 否
　　大无菌巾　　□ 是　□ 否　　　戴外科口罩　　□ 是　□ 否
　　戴无菌手套　□ 是　□ 否　　　穿无菌手术衣　□ 是　□ 否
　　穿刺过程中穿刺部位和器械是否有污染：□ 是　□ 否　□ 未观察到
　　使用敷料：□ 纱布敷料　□ 透明敷料　□ 抗感染敷料　□ 其他

记录者签名：

参 考 文 献

胡必杰,刘荣辉,陈玉平.中央导管相关血流感染预防与控制最佳实践［M］.上海：上海科学技术出版社,2012.

八、中央导管拔管评估表

卢 珊

科室：_____ 床号：_____ 患者姓名：_____ 性别：_____ 年龄：_____ 住院号：_____ 插管日期：_____
诊断：_____ 插管部位：□锁骨下 □颈内 □股静脉 □上肢静脉 □下肢静脉 □脐静脉
留置导管原因：□应用外周不能耐受的药物 □血透或CRRT □血流动力学监测

项目	评估内容	第2d	3d	4d	5d	6d	7d	8d	9d	10d	11d	12d	13d	14d	15d	16d	17d	18d
拔管指征	紧急置管																	
	医疗不需要																	
	局部红肿化脓																	
	难以解释的感染																	
	导管和外周血培养阳性																	
	出现并发症																	
	导管堵塞																	
评价结论	拔除导管																	
	更换导管																	
	继续留置																	
	评估人																	
	评估时间																	

注：① 在插管部位和留置导管原因一栏中相应的项目前打"√"；② 评估内容符合：√，不符合：×；③同时有多个中心静脉导管，评估时需填写多张表格。

--- 参 考 文 献 ---

胡必杰,刘荣辉,陈玉平.中央导管相关血流感染预防与控制最佳实践［M］.上海：上海科学技术出版社,2012.

九、呼吸机撤机指征评估表

卢 珊

科室：_____ 床号：_____ 患者姓名：_____ 性别：_____ 年龄：_____ 住院号：_____
诊断：_____ 插管日期：_____ 插管类型：□经口插管 □气管切开 □经鼻插管

项目	评估内容	第2d	3d	4d	5d	6d	7d	8d	9d	10d	11d	12d	13d	14d	15d	16d	17d	18d
撤机前提	导致机械通气的病因好转或去除																	
	无低血压、无或只需要小剂量血管活性药物																	
	有自主呼吸能力																	
	有咳嗽能力																	
	氧合指标 PaO$_2$/FiO$_2$>150~200																	
	PEEP ≤ 5~8 cmH$_2$O																	
	FiO$_2$ ≤ 0.4~0.5 且 pH ≥ 7.25																	
预测脱机	3分钟自主呼吸试验																	
停用指征	3分钟自主呼吸通过后,继续自主呼吸30~120 min																	
评价结论	可以撤机																	
	延缓撤机																	
	评 估 人																	
	评估时间																	

注：① 在插管类型一栏中相应的项目前打"√"；② 评估内容符合：√，不符合：×；③ COPD患者的氧合指标为：pH>7.30、PaO$_2$>50 mmHg、FiO$_2$<0.35。

─── 参 考 文 献 ───

中华医学会重症医学分会.机械通气临床应用指南［S］.2006.

十、导尿管拔管评估表

卢 珊

科室:_____ 床号:_____ 患者姓名:_____ 性别:_____ 年龄:_____ 住院号:_____
诊断:_____ 插管日期:_____ 插管类型:□普通导尿管 □双腔气囊 □三腔气囊

项目	评估内容	第2d	3d	4d	5d	6d	7d	8d	9d	10d	11d	12d	13d	14d	15d	16d	17d	18d
留置尿管的原因	尿潴留																	
	尿失禁																	
	无法使用便盆但需监测尿量																	
	骶部或会阴部有开放性伤口																	
	近期有手术																	
评估	尿路感染征兆																	
评价结论	拔除导尿管																	
	更换导尿管																	
	继续留置																	
评估人																		
评估时间																		

注:① 在插管类型一栏中相应的项目前打"√";② 评估内容符合:√,不符合:×

─── 参 考 文 献 ───

SHEA, IDSA. Strategies to prevent catheter-associated urinary tract infections in acute care hospitals[J].Infect Control Hosp Epidemiol. 2014,35(5):464-479.

十一、手术风险评估表

刘 滨

日期：_____ 科别：_____ 住院号：_____ 实施手术名称：_____

1. 手术切口清洁程度　　　　　　　　　　　　　　　　　　　　　　　　手术医生签名：_____

I 类清洁切口	手术未进入感染炎症区，未进入呼吸、消化及泌尿生殖道，以及闭合性创伤手术符合上述条件者	0
II 类清洁-污染切口	手术进入呼吸、消化或泌尿生殖道但无明显污染。例如无感染且顺利完成的胆道、胃肠道、阴道、口咽部手术	0
III 类污染切口	新鲜开放性创伤手术；手术进入急性感染炎症但未化脓区域；胃肠道内容物有明显溢出污染；术中无菌技术有明显污染（如开胸心脏按压）者	1
IV 类污秽-感染切口	有失活组织的陈旧创伤手术；已有临床感染或脏器穿孔的手术。	1

2. 麻醉分级（ASA 分级）　　　　　　　　　　　　　　　　　　　　　　麻醉医师签名：_____

P1	正常的患者；除局部病变外，无系统性疾病	0
P2	患者有轻微的临床症状；有轻度或中度系统性疾病	0
P3	有严重系统性疾病，日常活动受限，但未丧失工作能力	1
P4	有严重系统性疾病，已丧失工作能力，威胁生命安全	1
P5	病情危重，生命难以维持的濒死患者	1
P6	脑死亡的患者	1

3. 手术持续时间　　　　　　　　　　　　　　　　　　　　　　　　　　巡回护士签名：_____

T1	手术在 3 h 内完成	0
T2	完成手术，超过 3 h	1

在与评价项目相应的分值上打钩"√"

手术风险分为4级。手术切口清洁程度、麻醉分级和手术持续时间的分值相加，总分0分为NNIS-0级，1分为NNIS-1级，2分为NNIS-2级，3分为NNIS-3级

手术风险评估：手术切口清洁程度（　分）+麻醉ASA分级（　分）+手术持续时间（　分）=　　分
NNIS 分级：0-□　1-□　2-□　3-□

─── 参 考 文 献 ───

［1］中华人民共和国卫生部.医院感染监测规范［S］.2009.
［2］中华医学会外科学分会,中国医师协会.外科手术部位感染预防指南［S］.2010.

十二、医院感染暴发报告表

易和平

□初次　　　□订正

1. 开始时间：　　年　月　日　　*至　　年　月　日
2. 发生地点：医院（妇幼保健院）病房（病区）
3. 感染初步诊断：（　　）；*医院感染诊断：
4. 可能病原体：（　　）；*医院感染病原体：
5. 累计患者数：（　　）例，*感染患者数：（　　）例
6. 患者感染预后情况：痊愈例（　　），正在治疗例（　　），病危例（　　），死亡例（　　）
7. 可能传播途径：呼吸道（　　）、消化道（　　）、接触传播（　　）、血液体液（　　）、医疗器械（侵入性操作）（　　）、不明（　　），*传播途径：
8. 可能感染源：患者（　　）、医务人员（　　）、医疗器械（　　）、医院环境（　　）、食物（　　）、药物（　　）、探视者（　　）、陪护者（　　）、感染源不明（　　）、其他。*感染源：
9. 感染患者主要相同临床症状：
10. 医院环境卫生学主要监测结果：
11. 感染患者主要影像学检查结果（X线、CT、MRI、B超）：
12. 感染患者主要病原学检查结果（涂片革兰染色、培养、病毒检测结果、血清学检查结果、同源性检查结果等）：
13. 暴发的详细描述（主要包括暴发开始时间、地点、罹患情况、主要临床表现与实验室检查结果、调查处置经过与效果、暴发原因初步分析、目前所采取的控制措施、*需要总结的经验等）：

报告单位：　　　　　　　　　填表人：　　　　　　　报告日期：
联系人电话（手机）：　　　　　详细通讯地址与邮政编码：

　　填表注意事项：分初次报告和订正报告，请标明并逐项填写，带*号的内容供订正报告时填写。暴发事件的详细描述本表不够时可另附纸填写。

───── 参 考 文 献 ─────

中华人民共和国卫生部.医院感染监测规范［S］.2009.

十三、围手术期抗菌药物使用情况调查表

易和平

（一）基本情况

科室_____ 床号_____ 病历号_____

姓名_____ 性别 □女 □男 年龄_____（□年□月□日）

疾病诊断_____

（二）手术情况

手术日期_____ 手术名称_____

手术医生_____ 切口等级 □Ⅰ □Ⅱ □Ⅲ □Ⅳ 麻醉方式 □全麻 □非全麻

ASA评分_____ 手术持续时间_____min 失血量_____ml 输血量_____ml

（三）围手术期用药情况

术前使用抗菌药物

药物名称　　　　　剂量　　　　　方法　　　　　起止时间　　　　　预防/治疗

_____

术前0.5~1 h用药_____

术中追加_____

术后使用抗菌药物

药物名称　　　　　剂量　　　　　方法　　　　　起止时间　　　　　预防/治疗

_____

（四）手术部位感染情况

感染日期　　　　　　　　　感染部位　　　　　　　　　病原体

填表人_____ 填表日期

参 考 文 献

中华人民共和国卫生部.医院感染监测规范［S］.2009.

十四、消毒药械证件审核表

江云兰

消毒药械名称：

生产企业	公司名称		
	地 址		
	法 人		
	营业执照		
	有 效 期		
	卫生许可证（进口产品生产国允许生产销售的证明文件及报关单）		
	有 效 期		
	卫生安全评价报告（标签、说明书、检验报告结论等）		
	有 效 期		
	备案凭证复印件		
	有 效 期		
经营企业	公司名称		
	地 址		
	法 人		
	营业执照		
	有 效 期		
	经营企业许可证		
	有 效 期		
	销售人员		
	销售人员身份证号码		
	销售人员联系方式		
授权委托书有效期	生产企业对经营企业		
	经营企业对个人		
审核时间		审核者	
审核结果	采购部门： 医院感染管理部门		
采购部门签收人			

注："三新"消毒产品应提供生产企业卫生许可证及卫生许可批件及附件

—— 参 考 文 献 ——

［1］中华人民共和国卫生和计划生育委员会.消毒产品卫生安全评价规定［S］.2014.
［2］中华人民共和国卫生和计划生育委员会.新消毒产品和新涉水产品卫生行政许可管理规定［S］.2014.

十五、对生产企业采购一次性医疗器械和器具证件审核表

江云兰

产品名称：

	公司名称	
	地　　址	
	法　　人	
	电话/传真	
	营业执照	
生产企业	有　效　期	
	第二、三类生产企业许可证 第一类备案凭证	
	有　效　期	
	第二、三类医疗器械注册证 第一类备案凭证	
	有　效　期	
授权委托 书有效期	生产企业对经营企业	
审核时间	审核者	
审核结果	采购部门：	
		医院感染管理部门
采购部门 签收人		

—— 参 考 文 献 ——

中华人民共和国国务院.医疗器械监督管理条例［S］.2014.

十六、对经营企业采购一次性医疗器械和器具证件审核表

江云兰

产品名称：

经营企业	公司名称	
	地 址	
	法 人	
	电话/传真	
	营业执照期限	
	第三类医疗器械经营企业许可证 第二类备案凭证	
	有 效 期	
	销售人员	
	销售人员身份证号码	
	销售人员联系方式	
	经营企业对个人	
审核时间		审核者	
审核结果	采购部门： 医院感染管理部门	
采购部门 签收人		

———— 参 考 文 献 ————

中华人民共和国国务院.医疗器械监督管理条例[S].2014.